Vistara H. Haiduk

Schüßler-Salze für Psyche und Seele

Biomineralien für das innere Gleichgewicht

KNAUR
MENSSANA

Besuchen Sie uns im Internet: www.droemer-knaur.de
Alle Titel aus dem Bereich MensSana finden Sie im Internet unter
www.knaur-mens-sana.de

FSC
www.fsc.org
MIX
Papier aus verantwortungsvollen Quellen
FSC® C083411

Originalausgabe Oktober 2006

Ein Imprint der Verlagsgruppe
Droemer Knaur GmbH & Co. KG, München

Redaktion: Diane Winkler
Umschlaggestaltung: ZERO Werbeagentur, München
Umschlagabbildung: Getty Images, München
Satz: Adobe InDesign im Verlag
Druck und Bindung: CPI books GmbH, Leck
ISBN 978-3-426-87305-2

9 11 13 12 10

Wer nicht genug Zeit hat,
sich um seine Gesundheit zu kümmern,
wird sich Zeit nehmen müssen,
um sich um seine Krankheit zu kümmern.

Inhalt

Vorwort 11

Gesundheit und Krankheit 15
Liebe und Anerkennung 16
Seele und Psyche 27
Die Sprache des Körpers 30

Die Chakren 33
Die Sprache der Chakren 34
Der Chakrensprachschlüssel 51
Gedankenmuster und Glaubenssätze 62

Die Schüßlersalze 65
Biochemie und Homöopathie 67
Auswirkungen des Mineralmangels 73

Beschreibung der Schüßlersalze 78
Nr. 1 Calcium fluoratum D12 78
Nr. 2 Calcium phosphoricum D6 83
Nr. 3 Ferrum phosphoricum D12 88
Nr. 4 Kalium chloratum D6 92
Nr. 5 Kalium phosphoricum D6 97
Nr. 6 Kalium sulfuricum D6 101
Nr. 7 Magnesium phosphoricum D6 105

Nr. 8 Natrium chloratum D6 109
Nr. 9 Natrium phosphoricum D6 113
Nr. 10 Natrium sulfuricum D6 117
Nr. 11 Silicea D12 123
Nr. 12 Calcium sulfuricum D6 127
Ergänzungsmittel 131
Nr. 13 Kalium arsenicum D6 132
Nr. 14 Kalium bromatum D6 135
Nr. 15 Kalium jodatum D6 137
Nr. 16 Lithium chloratum D6 140
Nr. 17 Manganum sulfuricum D6 142
Nr. 18 Calcium sulfuratum D6 144
Nr. 19 Cuprum arsenicosum D6 147
Nr. 20 Kalium aluminium sulfuricum D6 149
Nr. 21 Zincum chloratum D6 151
Nr. 22 Calcium carbonicum D6 153
Nr. 23 Natrium bicarbonicum D6 156
Nr. 24 Arsenicum jodatum D6 159
Einnahme und Dosierung 161
Handelsformen 166
Was unterscheidet biochemische und grobmolekulare Mineralien? 168
Grenzen der Anwendung 170

Entschlüsselte Organsprache 171
Atmung 174
Fortpflanzungsorgane (Sexualchakra) 177
Harnwege 178
Haut (Solarplexuschakra) 182
Kreislauf (Herz, Venen, Arterien) 183

Gehirn, Nerven, Rückenmark 186
Verdauungssystem 189

Ausgewählte Symptome und Krankheiten 199

Anhang 293
Chakrenmeditation 293
Danksagung 296
Autorin 297
Beim Kauf von Schüßlersalzen zu beachten 299
Buchempfehlungen 300
Bezugsadressen 301
Register 302

Vorwort

Wenn Sie so denken, wie Sie immer gedacht haben,
werden Sie handeln, wie Sie immer gehandelt haben.
Wenn Sie so handeln, wie Sie immer gehandelt haben,
werden Sie das bewirken, was Sie immer bewirkt haben.

Albert Einstein

Wenn Sie damit unzufrieden sind,
sollten Sie Ihr Denken verändern.

Vistara Haiduk

Liebe Leser,

wenn Sie weiterlesen, laufen Sie Gefahr, Grenzen zu überschreiten und in einen bewussteren Umgang mit Krankheit einzutauchen.

Natürlich finden Sie in diesem Buch Hinweise darauf, welche Schüßlersalze Sie in Ihrem Prozess zur Selbsterkenntnis unterstützen. Sie finden hier allerdings auch Denkanstöße, die Ihnen möglicherweise gewagt und fremd vorkommen. Sie werden auf die eine oder andere für Sie kühn erscheinende These stoßen. Wenn Sie sich

von einer angesprochen fühlen, ist es sehr gut möglich, dass diese These etwas mit Ihnen zu tun hat. Es lohnt sich, dieses Thema näher anzuschauen.
Dieses Buch erhebt nicht den Anspruch darauf, Recht zu haben. Vielmehr soll es den Horizont verändern und Sie einladen, über den Tellerrand der eigenen Vorstellungen (Illusionen) hinwegzuschauen. Diese Vorstellungen haben Sie dahin gebracht, wo Sie jetzt gerade in Ihrem Leben stehen. Vermutlich haben Sie zu diesem Buch gegriffen, weil Sie in irgendeiner Form mit Ihrem Leben unzufrieden sind. Um aus dieser Unzufriedenheit herauszukommen, ist eine Prüfung Ihrer Glaubenssätze und inneren Einstellungen nötig. Dinge, die überholt sind, können abgelegt werden. Sie brauchen sie nicht weiter mitzuschleppen. In der Bereitschaft, sich Themen bewusst anzuschauen und Dinge zu ändern, werden Sie durch den psycho-emotionalen Aspekt der Biomineralien unterstützt.
In meinen Kursen wurde ich immer wieder nach Büchern gefragt, die das Zusammenspiel von Organsprache, Glaubenssätzen und Chakren beleuchten. Bisher konnte ich da nur mit den Achseln zucken. Das, was sich in meinen Kursen miteinander verbindet, ist das Ergebnis jahrzehntelangen Lernens, Beobachtens, Verknüpfens, Hinterfragens und Verwerfens von Theorien. Allgemeine Lehrmeinungen stelle ich meinen Erfahrungen und Informationen gegenüber und verbinde sie mit den Botschaften, die ich auf einer erweiterten Bewusstseinsebene erhalte.
Den letzten Anstoß zum Schreiben dieses Buches gab einmal mehr meine Lektorin.

In meiner Heilpraxis stelle ich immer wieder fest, dass viele neue Patienten ihre Störungen ausschließlich auf den Körper beziehen. Sie zählen eine lange Liste von Symptomen auf und sind irritiert, wenn ich z. B. beim Thema Schilddrüse das Verhältnis zum Vater anspreche oder bei Rückenschmerzen nach Zukunftsängsten frage. Hat sich die Verwirrung über diesen Ansatz beim Patienten gelegt, erweist sich das vermutete Thema häufig als Volltreffer. Ist der Patient bereit, sich von der Konzentration auf die körperliche Symptomatik zu lösen und der Botschaft der Seele zuzuwenden, kann er auf der Ursachenebene arbeiten. Das Signal, das die Seele über den Schmerz des Körpers aussendet, kann aufgenommen und das dahinter stehende Thema bearbeitet werden.

Mit diesem Buch möchte ich Sie einladen, Ihr Verständnis für Erkrankungen, Verletzungen und Beschwerden zu erweitern und den Blick auf mögliche seelische Zusammenhänge und Hintergründe zu richten. Nehmen Sie sich beim Lesen des Buches Zeit, um Aussagen zu hinterfragen, Glaubenssätze aufzustöbern und mit der These »Krankheit ist eine Störung der Seele/Psyche« bewusster umzugehen.

Gesundheit und Krankheit

Die Weltgesundheitsorganisation (WHO) definierte 1946: »Gesundheit ist ein Zustand vollkommenen körperlichen, seelischen, geistigen und sozialen Wohlbefindens und nicht allein das Fehlen von Krankheit und Gebrechen.« Nach dieser Definition ist kaum ein Mensch im europäischen Raum gesund.

Das Bundesministerium für Bildung, Wissenschaft, Forschung und Technologie legte 1997 fest: Gesundheit wird als mehrdimensionales Phänomen verstanden und reicht über den »Zustand der Abwesenheit von Krankheit« hinaus.

Bei der Definition der WHO wird eine subjektive Dimension von Gesundheit unterstrichen, welche auch die Gesundheitsdefinition des oben genannten Bundesministeriums beinhaltet.

Nach dem Medizinsoziologen T. Parson lautet die Definition für Gesundheit: »Gesundheit ist ein Zustand optimaler Leistungsfähigkeit eines Individuums, für die wirksame Erfüllung der Rollen und Aufgaben, für die es sozialisiert worden ist.«

Die Fachwelt spricht von einem dynamischen oder Balancezustand. Ein Zustand objektiven und subjektiven Wohlbefindens einer Person, der dann gegeben ist, wenn sie sich in Einklang mit körperlichen, seelischen, sozialen

Bereichen ihrer Entwicklung, den eigenen Möglichkeiten, Zielen und den äußeren Lebensbedingungen befindet. Dieser Balancezustand muss zu jedem lebensgeschichtlichen Zeitpunkt erneut wiederhergestellt werden und ist von persönlichen und Umweltfaktoren abhängig. Gesundheit hat somit Prozesscharakter und ist das Ergebnis der Auseinandersetzung mit Belastungen und Anforderungen auf psychosozialer und physischer Ebene.

Das heißt, die Wissenschaft hat den Zusammenhang der sozialen, wirtschaftlichen, kulturellen und ökologischen Lebensbedingungen im Hinblick auf Gesundheit (an)-erkannt. Es gibt also mehrere Komponenten, die Einfluss auf Gesundheit und Krankheit nehmen.

Liebe und Anerkennung

Freud sagte zum Thema Gesundheit: »Sie ist die Fähigkeit, lieben und arbeiten zu können.« In seiner Definition führte er den Begriff Liebe ein. Dieser Aspekt bleibt von Wissenschaftlern unberührt, ist jedoch sehr wichtig.

Mit »Fähigkeit zu lieben« ist nicht die Liebe zu einer anderen Person gemeint. Ein Mensch kann nur dann Liebe empfinden und geben, wenn er sich selbst liebt.

Liebe deinen Nächsten wie dich selbst

Um dauerhaft gesund zu sein, ist jene Liebe erforderlich, wie sie in der Bibel mit den Worten beschrieben wird: »Liebe deinen Nächsten wie dich selbst.« Sie ist die Kernursache vieler Krankheiten. Seien Sie ehrlich: Lieben Sie sich selbst? Oder gehören Sie zu den Menschen, die Höchstleistungen von sich verlangen, alles perfekt machen wollen, sich kaum Zeit zum Essen nehmen und kaum Ruhe gönnen? Wer so mit sich umgeht, hat im Allgemeinen keine gute Beziehung zu sich selbst.

Partnerschaftliche Liebe wird in unserem Kulturkreis anders verstanden. Liebe wird mit Selbstaufgabe verwechselt, mit einem »Mit-dem-anderen-Verschmelzen«. Viel zu häufig geschieht es, dass der eine Teil des Paares völlig aus dem eigenen Leben aussteigt und sich im Leben des anderen verliert. Diese Form der Lebensgemeinschaft entspricht dann allerdings eher einer Symbiose als einer Partnerschaft mit gleichberechtigten Partnern. Die Frustration des Partners, der sich aufgibt, ist vorprogrammiert.

Wir tun alles für Partner, Kinder, Eltern, Chef, Mitarbeiter ... und sind der festen Überzeugung, ihnen damit etwas Gutes zu tun. In der Regel sind wir dann schmerzhaft berührt, wenn sich in einem (meist Streit-)Gespräch herausstellt, dass der andere das gar nicht so wollte. Nur weil er sich nicht getraut hat, dies sofort zu sagen, kam es zu einer Illusion: »Ich handle so, weil ich meine, dass er/sie es so möchte.« Wenn auf diesem Glaubenssatz mangels Kommunikation weitere Annahmen aufgebaut werden, ist einer scheinbar der ständig Gebende und der andere der, der all das Gute nicht zu würdigen weiß. Daraus entsteht Frustration – die Vorstufe von Krankheit.

Es ist ein weit verbreiteter Irrtum, dass in einer Partnerschaft immer Harmonie herrschen muss und dass der eine Partner für das Glück des anderen zu sorgen hat. Tatsächlich doch bedeutet Partnerschaft Gleichberechtigung. Den Bedürfnissen beider Partner muss Achtung gezollt werden; beider Individualität verlangt Respekt. In einer Kontaktanzeige las ich einmal: »100-prozentige Partnerschaft heißt 100 Prozent Freiheit.« Das genau ist es.

Indem Sie etwas tun, wovon Sie glauben, dass es der andere mag, geben Sie sich selbst auf und mit jeder Handlung, die nicht wirklich »Ihre« ist, ein Stück mehr. Sie handeln nicht nach Ihren eigenen Vorstellungen, sondern versuchen, die Wünsche des Partners zu erahnen. Im Allgemeinen wird dann auch noch erwartet, dass der andere ebenfalls seine hochsensiblen Antennen ausfährt und herausfindet, was von ihm erwartet wird. Frustration und Streit sind vorprogrammiert. Verhindert die Angst vor Ablehnung oder Liebesentzug das Gespräch, dann stellt dieses Verhalten den Nährboden für Erkrankungen dar.

Die nachfolgende nette Anekdote macht deutlich, was geschehen kann, wenn es mit der Kommunikation hapert. Ein Mann fragt seine Frau zwei Wochen vor dem 25. Hochzeitstag: »Liebling, womit kann ich dir zu unserem Festtag eine Freude machen?« Sie druckst zunächst herum, fasst sich dann ein Herz und sagt: »Ich möchte am Hochzeitstag die Oberseite des Brötchens haben.« Er ist erstaunt. »Aber du hast mir doch jeden Morgen die obere Hälfte des Brötchens gegeben, weil du sie nicht magst?« Sie schüttelt den Kopf und antwortet: »Nein, ich weiß, dass du lieber die obere Seite isst, und da habe ich sie dir überlassen.« Er ist verwirrt und sagt: »Woher meinst du zu wissen, dass ich lieber die obere Hälfte gehabt hätte? Wir haben doch nie darüber gesprochen.« – »Das hat mir deine Mutter gleich beim ersten gemeinsamen Frühstück gesagt.« Er atmet tief durch und antwortet dann ruhig und erleichtert: »Liebling, deinen Wunsch kann ich dir leicht erfüllen, denn ich esse viel lieber die untere Hälfte des Brötchens.«

Dieser kleine Dialog zeigt: Gut gemeint ist nicht gut gemacht. Kommunikation verhindert Irrtümer und die aus ihnen resultierenden Frustrationen. Eine an ihn oder sie gerichtete Frage, welche Seite er/sie haben möchte, hätte dieses Missverständnis vor 25 Jahren aus der Welt schaffen können.

Liebe – was ist das?

Diese Frage beschäftigt die Menschheit seit Urzeiten. Hier meine Antwort: Liebe ist die Freiheit, mich jeden Moment neu zu zeigen, und die Bereitschaft, mein Gegenüber jeden Moment neu kennen zu lernen.

Das Leben im Augenblick, im Hier und Jetzt ist dazu erforderlich. Fragen Sie sich jeden Moment neu: »Was will ich JETZT?« Wenn Sie feststellen, dass es das komplette Gegenteil dessen ist, was Sie noch vor einer Minute getan haben, dann wagen Sie es trotzdem. Je authentischer Sie in Ihren Handlungen sind, desto geringer sind die Widerstände, die Ihnen begegnen werden. Nur so können Sie verhindern, 25 Jahre lang die falsche Brötchenseite zu essen.

Liebe bedeutet *nicht*, dass man sich in den vermeintlichen Gedanken des Partners einnisten muss, um herauszufinden, was er gerne jetzt in diesem Moment hätte, und dass man ihn dann auf diese Momentaufnahme für alle Zeit festlegt.

Wer meint zu wissen, was der andere braucht, ohne ihn fragen zu müssen, gibt sich Illusionen hin. In unserem Beispiel erliegt er der Illusion, dass sie immer die untere Brötchenhälfte will. Sie hingegen glaubt, dass er die obere Hälfte lieber mag, und zum Zeichen ihrer Liebe verzichtet sie auf die obere Hälfte, obwohl sie sie auch sehr gerne hätte. Darüber gesprochen wurde nie, weil beide meinten, den anderen zu kennen. Das ist die Falle Nummer eins.

Beide haben in der Illusion, dem anderen einen Gefallen zu tun, gegen sich selbst gehandelt und damit den Keim der Unzufriedenheit gesät. Das ist Falle Nummer zwei.

Viel zu oft wird solches Handeln mit Liebe verwechselt. »Weil ich dich so liebe, tue ich alles für dich«, »Er mag es, wenn ich mich nett anziehe«, »Indem ich ihr jeden Wunsch von den Augen ablese, zeige ich ihr meine Liebe« – solche Sätze sind ein Hinweis darauf, dass man den vermeintlichen Bedürfnissen des Partners Vorrang vor den eigenen einräumt und nicht ordentlich für sich selbst sorgt. Mit solchem Verhalten treibt man den Partner in Unselbstständigkeit und Abhängigkeit.

Ein anderes Beispiel ist die Ehefrau, die mit ihrem Tun dem Mann den Rücken freihält und sich um all seine privaten Belange kümmert, damit er sich beruflich verwirklichen kann. Jedoch ist dabei der Fokus von beiden auf ihn gerichtet, und sie kommt im Hinblick auf ihre Selbstverwirklichung zu kurz.
Bei Auseinandersetzungen werden diese subtil gestrickten Strukturen als Waffen hervorgeholt (»Ich tue doch alles für dich, und jetzt bitte ich dich *ein* Mal ...«). In ihnen manifestiert sich nicht Liebe, sondern eher ein Machtkampf. Liebe kennt keine Bedingungen. Liebe ist eine Momentaufnahme, die mit keinem anderen Menschen etwas zu tun hat als mit Ihnen selbst.
Wer sich in der Partnerschaft als Opfer fühlt, sollte ehrlich zu sich sein und sich eingestehen, zunächst einfach ohne Vorwurf an den anderen, dass diese Strukturen selbst gemacht sind. Der andere hat in der Regel nie darum gebeten, in Teilbereichen des täglichen Lebens in die Unselbstständigkeit dirigiert zu werden. Jeder Mensch ist sowohl Täter als auch Opfer und hat die Wahl, JA oder NEIN zu etwas zu sagen.
Unsere pubertierenden Kinder leben es uns vor. Sie sagen ganz nach ihrem Befinden »Ja« oder »Nein« spontan und ohne nachzudenken. Das ist ehrlich, wenn auch zugegeben recht unbequem für die Umwelt. Aber Eltern sind gezwungen, ihre Kinder täglich neu kennen zu lernen, da Pubertierende spontan genau das machen, was sie wollen, jedoch sicher nicht das, was man jetzt gerade von ihnen erwartet.
Wenn Sie sich und Ihren Liebsten in jeder Sekunde im-

mer wieder zugestehen, anders zu sein, und bereit sind, sich und Ihr Gegenüber sekündlich neu kennen zu lernen, dann leben Sie mehr Liebe, als durch »Bemuttern« und »Umsorgen« möglich ist. Damit haben alle Beteiligten die Freiheit, immer wieder anders zu sein, und zwar so, wie sie sich gerade fühlen. So lernen Sie sich wirklich kennen und geben auch den anderen die Möglichkeit, alle Facetten Ihrer Persönlichkeit kennen zu lernen. Sie sind authentisch. Vielleicht stellen Sie nach einer langjährigen Partnerschaft fest, dass nicht nur Ihr Partner so ist, wie er ist, sondern dass auch Sie so sein dürfen, wie Sie sind.

Wenn jeder sich um sich selbst kümmert, ist für alle gesorgt!

In dem Moment, in dem Sie authentisch leben, zeigen Sie Liebe. Das Verhalten ist dann keine Wenn-dann-Reaktion, sondern entspricht dem, was Sie in dem Moment wirklich wollen. Sie versuchen sich nicht mehr durch Ihr angepasstes Verhalten in die Gefühlswelt des anderen »einzukaufen«, um »geliebt« zu werden. Sie sind sich selbst genug. Damit ist keine Selbstsucht gemeint. Wenn Sie mit sich zufrieden sind, können Sie aus dem Herzen heraus etwas für den anderen tun. Wenn Sie jedoch Lob und Anerkennung für Ihre ungefragt verrichtete Handlung erwarten, ist es die falsche Intention.
Durch unsere Erziehung sind wir leider so konditioniert, dass wir bei »gutem« (sozial angepasstem) Verhalten belohnt und bei »schlechtem« (sozial unangepasstem)

Verhalten bestraft werden, wobei Liebesentzug die wirksamste Strafe darstellt.
Ein Kind, das sich auffällig verhält und dafür Schläge bekommt, erhält weiterhin Zuwendung. Es ist nicht die zärtliche Zuwendung, die es sich vielleicht erhofft hat, aber doch Zuwendung. Wird es jedoch nicht beachtet, fühlt es sich härter bestraft als durch Schläge.

Die Suche nach Anerkennung bewirkt Krankheit

»Was siehst du aber den Splitter in deines Bruders Auge und nimmst nicht wahr den Balken in deinem Auge?«, so steht es in der Bibel. Übersetzt heißt das: Das, was wir an Kleinigkeiten an dem anderen kritisieren, ist bei uns selbst ungleich stärker ausgeprägt. Wir erkennen durch unser Gegenüber, wie wir »funktionieren«.
Wenn Sie selbst mit sich zufrieden sind, scheint es häufig auch um Sie herum viel harmonischer abzulaufen. Dieses Prinzip nennt sich Projektion oder Spiegelgesetz.
Anteile in uns sind so angelegt, dass die Persönlichkeit etwas erschafft, was bewirkt, dass wir gesehen werden. Sie kreieren »Spiele«, mit denen die Aufmerksamkeit auf Sie gelenkt wird und mit denen Sie Anerkennung ernten. Diesen Persönlichkeitsanteil nennt man Ego.

> Wir sind auf Anerkennung ausgelegt und tun alles, um Anerkennung zu erhalten, sogar Symptome entwickeln wir.
>
> *(J. Krishnamurti)*

Wenn ein Kind Aufmerksamkeit erregen möchte, bekommt es beispielsweise Bauchschmerzen oder stellt etwas an, womit es sofort die Aufmerksamkeit der Eltern auf sich zieht. War die Reaktion der Eltern für den Spross zufrieden stellend, wird noch einige Male, je nach Reaktion der Elternteile, »getestet«, ob sich damit ein wiederholbarer Erfolg erzielen lässt. Wenn ja, kann daraus auf einer unbewussten Ebene ein (Lebens-)Programm werden. Braucht das Kind wieder einen Liebesbeweis der Eltern, wird das »antrainierte Verhalten« neuerlich aktiviert. Diese Darstellung erweckt möglicherweise den Anschein, als liefe alles auf einer bewussten Ebene ab. Doch im Normalfall trifft dies nicht zu.
Vernetzungen von Aktion und Reaktion werden in Bruchteilen von Sekunden erzeugt. Sie wirken allerdings häufig ein Leben lang in Form von Glaubenssätzen. Diese Muster haben einen starken Einfluss auf den Energiefluss in unserem Körper, der über die Energiezentren (Chakren) und die Energieleitbahnen (Meridiane) gesteuert wird. Durch Blockaden in diesem System können Organstörungen auftreten, die als körperliche Symptome wahrgenommen werden. Um gesund zu sein, ist es daher nötig, sich die eigenen Einstellungen und Glaubenssätze immer wieder bewusst zu machen.
Eine gute (wenn auch schmerzhafte) Unterstützung ist dabei das Symptom bzw. die Erkrankung. Sie bietet Ihnen die Möglichkeit (veranlasst z. B. durch Schmerz), zu erforschen, welches Verhalten oder Denken diesen Zustand verursacht hat. Diese Richtung der Symptombetrachtung ist als Psychosomatik oder Organsprache be-

kannt. Auch die Chakren sprechen über die Schwingungen, die während einer Meditation als Farbe wahrgenommen werden, eine Sprache. Jedes Organ ist einem Chakra zugeordnet, und jedes Chakra und die zugeordneten Organe haben im ausgeglichenen Zustand eine bestimmte Farbe. Ist ein Chakra gestört, ändern sich abhängig vom Anlass seine Schwingung und somit auch die Farbe. Dieser Farbcode gibt Aufschluss über das eigentliche Thema. Diese Art der Diagnostik wird als Chakra-Reading bezeichnet.

Sind Sie in Chakren-Readings oder der Psychosomatik bewandert, dann werden Sie auch ohne Symptome Ihre Glaubenssätze und Verhaltensmuster hinterfragen. Der Ort des Schmerzes bzw. die Art der Erkrankung gibt Hinweise auf die dahinter verborgenen Glaubenssätze und Gedankenmuster.

Es ist eine Sache, diese Glaubenssätze und Gedankenmuster zu erkennen. Eine weit größere Herausforderung ist es, das Verhalten dauerhaft zu verändern. Grundvoraussetzung dafür ist die totale Akzeptanz des derzeitigen Zustandes. Wenn Sie aufhören, Symptome zu bekämpfen, und sie stattdessen als hilfreiche Botschafter anerkennen, haben Sie den halben Weg zur Heilung bereits geschafft.

Der subjektive Vorteil der Erkrankung

Jedes Symptom und jede Erkrankung (und sei es/sie noch so tragisch) hat für den Betroffenen einen subjektiven Vorteil. Diese Tatsache ist den wenigsten bewusst. Meist

verhindert die Wut über die durch Krankheit bedingte Einschränkung im Leben den Blick auf den subjektiven Nutzen, den diese mit sich bringt. Um eine Erkrankung los- und Heilung geschehen zu lassen, ist es erforderlich, diesen subjektiven Vorteil zu erkennen und eine klare Entscheidung zu treffen, genau diesen Vorteil aufzugeben.
In unserem Beispiel mit dem geschlagenen Kind ist der subjektive Vorteil die Aufmerksamkeit der Eltern. Andere Beispiele für den subjektiven Vorteil von Erkrankung finde ich in meiner Praxis bei Patienten mit Migräne. Auffällig ist dabei, dass von dieser Krankheit in der Regel gestresste, meist sehr ehrgeizige Frauen betroffen sind. Sie laden sich zu viel auf und fordern zu viel von sich. Der subjektive Vorteil, den mir alle Betroffenen bestätigt haben, ist, dass sie bei einem Migräneanfall nicht funktionieren müssen. Im Wortschatz der Betroffenen fehlt das Wort NEIN. NEIN, ich kann heute deine Freunde/Eltern nicht mitversorgen. NEIN, heute bin ich zu müde, um mit dir zu schlafen. NEIN, ich putze heute die Wohnung nicht mehr.
Migränepatienten gestatten sich nur dann eine Pause, wenn sie vor Schmerz nicht mehr gerade stehen können. Rückzug wegen Schmerzen ist gesellschaftlich akzeptiert, und man wird nicht als Faulpelz angesehen, sondern erhält sogar noch Zuwendung. Das Wörtchen NEIN an der richtigen Stelle zu trainieren wäre die schmerzfreie Lösung.
Der Glaubenssatz, der hier tief in der Psyche aktiv ist, könnte lauten: Nur wenn ich leiste, werde ich anerkannt/geliebt/habe ich eine Daseinsberechtigung. Oder: Wenn

ich eine Pause mache, sehen mich die anderen als Faulpelz an.
In dem Migränebeispiel kann der subjektive Vorteil sein: Rückzug, ohne als Faulpelz dazustehen. Um den zugrunde liegenden Glaubenssatz zu erkennen, ist es erforderlich, sich selbst sehr ehrlich zu begegnen. In einem Gedankenspiel ist das meist nicht möglich. Um Klarheit zu bekommen, hilft es, die Gedanken ungefiltert und ganz für sich aufzuschreiben. Schreiben Sie all das auf, was Sie sonst über sich nicht mal zu denken gewagt haben.
Eine andere Möglichkeit, sich zu begegnen, ist die Briefmethode. Sie schreiben sich selbst einen Brief aus der Perspektive einer Person, die Ihnen bezüglich Ihrer Erkrankung oder Ihres Leidens unverblümt und ohne Mitgefühl sagt, was sie denkt. Hilfreich ist es hierbei, an einen anderen Platz zum Schreiben zu gehen als an den, den Sie sonst immer benutzen. Sie sollten den Text einfach, ohne ihn noch einmal zu lesen, herunterschreiben, an sich selbst adressieren und abschicken. Nach zwei bis drei Tagen erhalten Sie den Brief – Sie werden überrascht sein, was Sie da so alles über sich erfahren.

Seele und Psyche

Über das Zusammenspiel von Seele, Psyche und Körper existieren verschiedenste Vorstellungen. Die einen behaupten, Seele, Psyche und Körper seien ein und dasselbe, andere vertreten die Auffassung, sie stellten drei miteinander verbundene Bereiche unseres Seins dar, wieder andere sagen, es gäbe überhaupt nur den Körper. Das nachfolgende Modell ist die Grundlage meiner praktischen therapeutischen Arbeit.

Die *Seele* stellt in vielen Philosophien jenen Anteil dar, der weder wertet noch urteilt. Sie ist mit dem *Alleinbewusstsein* (dem Göttlichen) verbunden und kennt den großen Plan unseres Lebens und unseres Seins. Die Aufgabe der Seele ist es, uns zur Erfüllung unserer Bestimmung zu führen. Sie ist es, die uns als Impulsgeber sagt, welche Richtung wir einschlagen sollen. Zum Ausdruck kommt sie oft im so genannten »Bauchgefühl«.

Nach schamanistischer Auffassung besteht die Seele aus mehreren Teilen. Die Überlebensstrategie macht es möglich, dass sich einzelne Seelenanteile durch traumatische Erlebnisse vorübergehend vom Hauptteil abspalten. Ist das Trauma verarbeitet, gliedert sich der abgespaltene Anteil der Seele meist wieder an. Findet das Seelenfragment nicht zurück, dann sprechen die Schamanen (Heilkundige der Naturvölker) von einem Seelenverlust, der vom Patienten als Blockade, Fragmentierung oder Teilverlust empfunden werden kann. Die Therapie des Schamanen kann die Seele heilen und den verlorenen Anteil neu integrieren.

Die *Psyche* ist der Teil des Seins, der von den Ereignissen des Lebens beeinflusst wird. Die Psyche urteilt und wertet. Sie ist mit dem Persönlichkeitsanteil verknüpft, den wir als Ego bezeichnen. Störungen stellen sich meist dann ein, wenn eine Bewertung (z. B. aus der Kindheit) in einen Glaubenssatz mündet. Die Bewusstmachung und Aufhebung des Glaubenssatzes könnte die Heilung für die Psyche bedeuten.

Der *Körper* reagiert auf Glaubenssätze ähnlich wie die Psyche. Einmal aufgetretene Störungen lassen sich im Allgemeinen durch die Bewusstwerdung der dahinter stehenden Einstellungen oder Glaubenssätze beheben.

Auf allen drei Ebenen Seele, Psyche und Körper werden Sie von Biomineralien in Ihrem Entwicklungsprozess unterstützt.

Die Grenze zwischen den Störungen der Seele und jenen der Psyche verläuft unscharf. Häufig vermischen sich beide Bereiche.

Seelische Störungen können durch eine Trennung vom göttlichen Bewusstsein verursacht werden. Die Seele stellt gewissermaßen die Nabelschnur dar, die uns mit dem Göttlichen verbindet. Ist die Verbindung intakt, sind wir im Fluss und fühlen uns gut.

Psychische Störungen basieren meist auf frühkindlichen Persönlichkeitsstrukturen und Verhaltensmustern, die entwickelt und verfeinert wurden, um Aufmerksamkeit und Liebe zu erhalten. Ein Mensch, in dessen Elternhaus sich kein Urvertrauen entwickeln konnte, wird oft starre Strukturen aufweisen, die sich möglicherweise als psychische Störung manifestieren. Meist bleibt es den Psychotherapeuten überlassen, die tieferen Gründe der psychischen Störung herauszuarbeiten.

Die Sprache des Körpers

Der Körper überlässt die Symptomwahl nicht dem Zufall. Familienbedingte Lebensmuster, eigene Lebensweise und die in der Kindheit installierten Glaubenssätze spielen eine entscheidende Rolle.
Jedem Organ sind bestimmte Themen zugeordnet, z. B.:

- *Lunge:* Kommunikation
- *Galle:* Wut
- *Leber:* Trauer
- *Bauchspeicheldrüse:* Misstrauen

In Abhängigkeit von der Störung auf der psychischen bzw. seelischen Ebene treten körperliche Störungen an dem mit dem Problem in Verbindung stehenden Organ auf.

Krankheit ohne körperliche Symptome

Oft genug laufen Patienten von Arzt zu Arzt, und keiner kann einen Hinweis auf eine körperliche Störung finden. Meist werden sie als Simulanten oder Hypochonder abgestempelt. Im Sinne der Schulmedizin sind solche Menschen nicht krank, im Sinne der Gesundheitsdefinition der WHO aber sehr wohl.
Die meisten Ärzte verschließen sich nach wie vor der Tatsache, dass sich Krankheiten auch in den Auraschichten

manifestieren. Leiden, die mittels Schulmedizin nicht nachweisbar sind, können für sensible Menschen durchaus sichtbar sein. Patienten, denen eine herkömmliche Diagnose bisher versagt geblieben ist, hilft oft die Arbeit an den Chakren, der Aura und an den Meridianen. Selbst starke Beschwerden können auf diesem Weg gelindert, viele sogar behoben werden.

Störung des Energieflusses

Es gibt Behandlungsmethoden, z. B. Akupressur, Akupunktur oder Chakraarbeit, die die Ursache einer Organstörung in der Blockade des Energieflusses sehen. Bei der Akupunktur werden die Meridiane mithilfe von Nadelimpulsen neu energetisiert, und damit wird der Energiefluss ausgeglichen. Bei anderen energetischen Heilmethoden wird der Zugang zum Energiefluss auf andere Weise gesucht. So gewinnen in der westlichen Naturheilkunde die sieben Hauptenergiezentren oder Chakren immer mehr an Bedeutung. Ist der Fluss eines oder mehrerer Chakren gestört, kommt es zu Symptomen und Erkrankungen. Die Einbeziehung der Chakren ermöglicht es der Naturheilkunde, eine Verbindung zwischen Organsprache, Mineralmangel und den Symptomen herzustellen. Da die Chakren einen zentralen Bereich meiner Arbeit darstellen, werden sie in diesem Buch ausführlich behandelt.

Bei der Chakrenarbeit wird mit einem Farbcode gearbeitet. Jedes Organ ist einem Chakra zugeordnet und sollte in der entsprechenden Chakrafarbe schwingen. Zeigen sich andere Farben, lassen sich daran sowohl die Störung als auch das dahinter stehende übergeordnete psychische Muster ablesen. Über die Farben der Chakren können Rückschlüsse auf die tieferen Ursachen der Störung gezogen werden. Sie stehen in unmittelbarer Verbindung zur Organsprache.

Die Chakren

Jeder Organismus besteht nicht nur aus dem sichtbaren physischen Körper, sondern auch aus einem feinstofflichen Körper. Diese Aura zeigt sich in mehreren Schichten, umhüllt uns wie ein elektromagnetisches Feld und ist fühl- und sichtbar. Sie nimmt die universelle und für uns lebensnotwendige Energie, das *Prana*, auf und leitet sie über die Hauptchakren zu den jeweiligen Organsystemen weiter. Informationen und Gefühle werden über die Aura früher wahrgenommen als über den Verstand und gelangen ebenfalls in die Chakren.

Das Wissen um die Chakren stammt vor allem aus den religiösen Schriften des Hinduismus und der traditionellen indischen Medizin. Seit ca. 50 Jahren ist die Lehre der Chakren auch in der westlichen Welt bekannt. Chakra heißt »Rad« und wird als »sich drehendes Rad des Lichts« übersetzt. Unter Chakren versteht man die Energiezentren des Körpers, die von sensitiven Menschen als Lichtrad wahrgenommen werden. Die indische Chakrenlehre geht davon aus, dass eine Störung der Energie eines oder mehrerer Chakren psychische und körperliche Leiden hervorruft.

Die Energie eines Chakras ist durch eine ganz bestimmte Frequenz bzw. durch eine Farbe definiert. Es gibt sieben Hauptchakren und tausende von kleineren Nebenchakren. Die Nebenchakren sind allerdings für unsere Arbeit nicht relevant. Form, Farbe und Schwingung stehen in enger Verbindung zu unserem Bewusstsein. Die Chakren sind in der Mitte unseres Körpers übereinander liegend entlang der Wirbelsäule angeordnet. Sie sind Teil eines größeren feinstofflichen Netzes, das durch *Nadis* (Verbindungsstränge) miteinander verbunden ist.

Die Chakren stehen mit den Organsystemen in enger Verbindung. Sie sind Schaltstationen der aus der Umwelt vom Körper aufgenommenen Energie. Sie reagieren empfindlich auf emotionalen Stress, der sich im Körper als Störung manifestieren kann. Sicher kennen Sie das Gefühl, einen Raum zu betreten und zu spüren, hier herrscht »dicke Luft«. Oder Sie empfinden bereits bei der ersten Begegnung mit einem Menschen eine unerklärliche Sympathie und tiefes Vertrauen. Diese Phänomene sind von den Chakren an den Körper und das Bewusstsein weitergeleitete Informationen.

Die Sprache der Chakren

Jedem Chakra sind eine bestimmte Form, Farbe und Schwingung zugeordnet. Liegt in einem Chakra eine unharmonische Schwingung vor, sind wir nicht im Fluss und erleben dies als Störung. Anhand der Symptome können wir Rückschlüsse auf das betroffene Chakra und seine Störung ziehen und die zugrunde liegenden Glaubenssysteme, Konditionierungen, den aktuellen Stress oder die psychischen Belastungen erkennen. Durch die korrigierende Wirkung von Farben kann das Chakra harmonisiert werden (Chakraheilung). Mithilfe einer geführten Chakrenmeditation (s. S. 293) lässt sich die aktuelle Farbe des Chakras erfühlen oder hellsehend wahrnehmen. Diese Art der Diagnostik nennt sich Chakren-Reading.

Wie bereits erwähnt, existiert eine feste Farbzuordnung, die sich aus der Frequenz der Schwingung ergibt. Jedem einzelnen Chakra sind bestimmte Drüsen, Organe, Sinne und Nervengeflechte zugeordnet. Auf der Bewusstseinsebene stehen die Chakren für die sieben großen Lebensthemen des Menschen. Die nachfolgende Tabelle hilft Ihnen, sich einen Überblick zu verschaffen.

Chakra Farbe	Physische Zuordnung	Lebensthema
1. Chakra *Name*: Wurzelchakra (Muladmara) *Farbe*: Hellrot *Lage*: zwischen Anus und Genitalbereich	*Sinn*: Geruch *Nerven*: Plexus sacrales *Drüsen*: Nebennieren *Körperbezug*: Skelett, Achillessehne, Zähne, Dickdarm, After, Harnröhre, Blase, Lymphe, Milz, Nase, Nasennebenhöhlen, äußere Geschlechtsteile	physische Mutter, Urvertrauen, Überleben, Sicherheit, Vertrauen, Geld, Heim, Beruf, Körper

2. Chakra *Name*: Sexualchakra (Svadisthana) *Farbe*: Orange *Lage*: oberhalb der Schamhaargrenze	*Sinn*: Geschmack *Nerven*: Plexus lumbalis *Drüsen*: Keimdrüsen, Hoden, Eierstöcke *Körperbezug*: Nieren, Sexualorgane, Fortpflanzung	Emotionen, Gefühle, Empfindungen, Sexualität, Essen, Appetit, Körperbewusstsein, Elternschaft
3. Chakra *Name*: Solarplexuschakra (Manipura) *Farbe*: Goldgelb *Lage*: oberhalb des Nabels	*Sinn*: Sehen *Nerven*: Solarplexus *Drüsen*: Bauchspeicheldrüse *Körperbezug*: Haut, Nägel, Haare, Schleimhaut, Augen, Verdauung (Speiseröhre, Magen, Leber, Galle, Dünndarm), Gesicht, Muskulatur	Freiheit, Macht, Kontrolle, Kraft, Abgrenzung, Intellekt, Egoebene 1.–3. Chakra bilden die Persönlichkeitsebene
4. Chakra *Name*: Herzchakra (Anahata) *Farbe*: Grün *Lage*: Mitte des Brustbeins, Herzregion	*Sinn*: Tastsinn *Nerven*: Plexus cardiacus *Drüsen*: Thymusdrüse *Körperbezug*: Atmung, Herz, Kreislauf, Immunsystem	Seinshingabe, Verbindung, menschliche Beziehung, Bedingungslosigkeit, Geben, Wahrnehmung von Liebe, Akzeptanz

5. Chakra *Name*: Halschakra (Vishuddha) *Farbe*: Hellblau *Lage*: Hals- und Nackenbereich	*Sinn*: Hören *Nerven*: Plexus cervicalis *Drüsen*: Schilddrüse *Körperbezug*: Stoffwechsel, Ohren, Stimme	Annehmen, auf die Intuition hören, Kommunikation, Vermitteln, Individualität, Wahrheit im Ausdruck
6. Chakra *Name*: Stirnchakra (Ajna) *Farbe*: Indigoblau *Lage*: zwischen den Augenbrauen, über der Nasenwurzel	*Sinn*: außersinnliche Wahrnehmung, Intuition *Nerven*: Plexus carotideus *Drüsen*: Hypophyse *Körperbezug*: Hormone, Kleinhirn, Wachstum, Sinnesorgane	geistiges Bewusstsein, Rollen im Leben, Selbsterkenntnis, Hellsichtigkeit, Erkennen des Lebensplans, Verstehen kosmischer Zusammenhänge, Religiosität
7. Chakra *Name*: Kronenchakra (Sahasrara) *Farbe*: Violett *Lage*: Mitte der Kopfoberseite, zur Hälfte außerhalb des Kopfes	*Sinn*: Einfühlen, Verbindung zum Kosmos *Nerven*: Gehirn *Drüsen*: Epiphyse *Körperbezug*: Großhirn, Nervensystem	physischer Vater, universelles Bewusstsein, Einheit, Seelenebene, Führungs- und Intuitionsquelle, Autorität, Gruppenzugehörigkeit, Naturverbundenheit

1. Chakra – Wurzelchakra

Das Wurzelchakra liegt zwischen Anus und Scheide bzw. Hoden. Es liegt zur Hälfte innerhalb und zur Hälfte außerhalb des Körpers. Ist das Wurzelchakra in Balance, hat es die Farbe Karminrot. Körperlich sind ihm Zähne, Skelettknochen, äußere Geschlechtsorgane, Harnröhre, After und Lymphe zugeordnet. Auf der Ebene der Empfindungen steht das 1. Chakra für das Urvertrauen und das Vertrauen ins Leben.

Ein *harmonisches* Wurzelchakra zeigt sich durch:

- Annahme der physischen Mutter, Sicherheit, Geborgenheitsgefühl, Lebenswille, Vitalität, Antrieb, Körperbewusstsein, Selbsterhaltung, Instinktverhalten, die Fähigkeit, mit beiden Beinen auf dem Boden zu stehen, den anstehenden Schritt im Leben zu tun, alte Strukturen aufzubrechen, loszulassen und Platz für Neues zu schaffen, Erd- und Naturverbundenheit, Urvertrauen, Vertrauen, Gelassenheit, heilende Energie, Durchsetzungs- und Durchhaltevermögen, Liebe zu Bewegung und Rhythmus, Genießen des Irdischen und Körperlichen.

Ein *gestörtes* Wurzelchakra auf der seelisch-geistigen Ebene zeigt sich durch:

- Ängste aller Art, Kraftlosigkeit, Mangel an Lebenskraft, allgemeine Unsicherheit, depressive Verstimmungen, Mangel an Vertrauen, Trägheit, seelischen/geistigen Hunger, mangelndes Zuhausegefühl, Schuldgefühle,

Suchtverhalten, Realismusmangel, schizoides Bewusstsein, suizidales Verhalten, fehlende Naturverbundenheit, ausgeprägten Fokus auf materiellen Besitz, Selbstsucht, Orientierung an Sicherheit verleihenden Menschen, beruflichen Stress, Konflikte mit der physischen Mutter.

Das *gestörte* Wurzelchakra zeigt sich auf der körperlichen Ebene durch:

- *allgemein*: alle lebensbedrohenden Erkrankungen (z. B. Tumore im Wurzelchakrabereich), Gewebezerfall, Bewusstlosigkeit, Übergewicht, Nasennebenhöhlenprobleme,
- *Gefäße/Blut/Lymphe*: Erkrankungen von Blut und Lymphe, Durchblutungsstörungen der Beine, Krampfadern, Hämorrhoiden,
- *Knochen*: Skoliosen, Morbus Scheuermann, Osteoporose (bei nicht hormoneller Ursache), Lordosen, Bandscheibenvorfall, Hexenschuss, Ischiasprobleme, Fersenbeinsporn, Gelenkerkrankungen, insbesondere Knie und Hüfte, Muskelverspannungen (besonders um die Wirbelsäule), Knochenbrüche,
- *Darm*: Darmerkrankungen allgemein (Durchfall, Verstopfung),
- *Urogenitalbereich*: Pilzerkrankungen, Mykosen im Bereich der äußeren Geschlechtsorgane, Blasenprobleme, Harnwegsinfektionen.

2. Chakra – Sexualchakra

Das Sexualchakra liegt eine Handbreit unter dem Nabel an der Schamhaargrenze. Ihm ist die Farbe Orange zugeordnet. In der Chakrenlehre wird das Sexualchakra als Zentrum der Gefühle, der eigenen Bedürfnisse, der sexuellen Energien und des schöpferischen Ausdrucks angesehen. Das Sexualchakra symbolisiert zudem den Fluss des Lebens und das damit verbundene Element Wasser. Es beeinflusst auf der körperlichen Ebene die Nervenstränge des Plexus lumbalis. Wie der Name Sexualchakra schon sagt, werden die Sexualorgane und -drüsen durch dieses Chakra versorgt. Dazu gehören: Eierstöcke, Hoden, Prostata, Gebärmutter und zu den Sexualorganen Penis, Klitoris, Scheide. Die Nieren als paarige Organe sind ebenfalls dem Sexualchakra zugeordnet. Auch in der westlichen Medizin ist die anatomische Verbindung zwischen den Geschlechtsorganen und den ableitenden Harnwegen bekannt. Das System wird in der Medizin als Urogenitaltrakt bezeichnet.

Auf der Empfindungsebene werden dem Sexualchakra Geschmack, Emotionen, Empfindungen, Appetit, Nahrungsaufnahme und Sexualität zugewiesen.

Die feinstofflichen Aspekte des Sexualchakras sind: schöpferische Fortpflanzung des Seins, Elternschaft sowie Kreativität und Körperbewusstsein.

Die Geschlechtsorgane verkörpern das Bewusstsein, Frau bzw. Mann zu sein. Ist das Sexualchakra in Harmonie, wird das eigene Geschlecht akzeptiert und auf allen Ebenen gelebt. Durch Blockaden des Energieflusses, z. B.

durch Konditionierungen und Glaubensmuster, kann es zunächst zu psychischen Störungen, später zu körperlichen Erkrankungen der dem Chakra zugeordneten Organe kommen.
Die Schulmedizin sieht ebenfalls einen Zusammenhang zwischen Erkrankungen in diesem Bereich und unausgesprochenen Problemen in der Partnerschaft sowie sexuellen Konflikten (z. B. immer wieder auftretende Harnwegsinfekte, Bettnässen bei Kindern ohne medizinischen Hintergrund). Da sich gerade im Bereich des Sexualchakras häufig traumatische Erfahrungen verbergen, ist ein behutsamer Umgang damit erforderlich.

Ein *harmonisches* Sexualchakra zeigt sich durch:

- Kreativität, Lebensfreude, Zufriedenheit, Glück, künstlerisches Empfinden, ausgeglichenes Körperbewusstsein, sportliche Aktivität, ein Mit-dem-Leben-im-Fluss-Sein, Appetit, gute Schmeckfähigkeit, gesundes Essverhalten, Sinnlichkeit, Romantik, Hingabe, Genuss von zwanglosem Körperkontakt, Leidenschaft, Erotik, sexuelles Verlangen, Empfänglichkeit, Fruchtbarkeit, Leben eigener Bedürfnisse, Leben der eigenen Geschlechtszugehörigkeit, ausgeglichene Rolle der Elternschaft, sich als Vater/Mutter empfinden, Teilen von Gefühlen und Emotionen, stressfreien Umgang mit Emotionen (Freude, Trauer, Tränen, spontane Gefühle), Gefühlsreichtum.

Ein *gestörtes* Sexualchakra zeigt sich durch:

- Freudlosigkeit, sexuelle Unlust, Schuldgefühle, Verlustängste, depressive Verstimmungen, Suchtverhalten, masochistische Züge, häufige emotionale Überreaktionen, Gefühllosigkeit, Unfähigkeit zur Gefühlsäußerung, Unterdrückung natürlicher Bedürfnisse, Vermeidung von Körperkontakt, Appetitlosigkeit, Wasserscheu, Geschmacklosigkeit, fehlenden Schönheitssinn, Aggressivität, Zerstörungswut, Eifersucht, Zwanghaftigkeit, Triebhaftigkeit, Kritiksucht.

Das *gestörte* Sexualchakra zeigt sich auf der körperlichen Ebene durch:

- *allgemein*: Psychosen, Neurosen, Magersucht, Fettsucht, Aszites (Wassersucht), blockierte Energie in der zweiten Lebenshälfte: Mann - Depressionen, Potenzstörungen; Frau - Depressionen, Hitzewallungen, Vermännlichung,
- *Genitalien*: Erkrankungen der inneren Geschlechtsorgane, Menstruationsbeschwerden, Endometriose, Prostatahypertrophie, Prostatakrebs, Sexualstörungen verschiedenster Art (Impotenz, Frigidität), Sterilität (Unfruchtbarkeit),
- *Harnwege*: Nierenprobleme aller Art, Bettnässen, alle Störungen im Flüssigkeitshaushalt (Ödeme).

3. Chakra - Solarplexuschakra

Das Solarplexuschakra liegt zwischen den Rippenbögen am unteren Ende des Brustbeins im epigastrischen Dreieck. In ihm treffen alle Nerven in einem Knäuel zusammen. Die zugeordneten Organe sind Bauchspeicheldrüse, Magen, Dünndarm, Leber, Galle, Haut, Schleimhaut, Haare, Nägel, Augen, Binde- und Stützgewebe, Knorpel und Fettgewebe. Auch die Wirbel in Höhe des Solarplexus werden dem Solarplexuschakra zugerechnet. Die Schwingung entspricht der Farbe Gelb. Auf der emotionalen Ebene stehen die Themen Macht, Kontrolle, Urteil, Freiheit, Abhängigkeit und das Ego für das Solarplexuschakra.

Ein *harmonisches* Solarplexuschakra zeigt sich durch:

- Entwicklung des vollen Potenzials, starkes Selbstbewusstsein, Willen, Kraft, Durchsetzungsvermögen, Entschlossenheit, Abgrenzungsvermögen, ein Sich-in-der-eigenen-Macht-Fühlen, Spüren der eigenen Mitte, aktive Intelligenz, Gefühl von Ganzheit, innerlichen Frieden mit sich und anderen, Spontaneität, Organisationstalent, Sensibilität, Einheit von Gefühl und Ratio, inneren und äußeren Reichtum, Wunscherfüllung.

Ein *gestörtes* Solarplexuschakra auf der seelisch-geistigen Ebene zeigt sich durch:

- Autoritätsangst, mangelnde Selbstachtung, Schlafstörungen, Essstörungen, Albträume, geringen Selbstwert, Gefühlskälte, Harmoniesucht, Sentimentalität, Selbstmitleid, Suche nach Anerkennung, allgemeine Unzufriedenheit, ein Unerfülltbleiben der eigenen Wünsche, zu große Anpassungsbereitschaft, Ohnmacht, Wut, Gereiztheit, Machtbesessenheit, Eifersucht, Rücksichtslosigkeit, Kontrollzwang.

Das *gestörte* Solarplexuschakra zeigt sich auf der körperlichen Ebene durch:

- *allgemein*: Allergien, Übergewicht, Süchte,
- *Augen*: Veränderungen der Sehkraft (grauer Star, akutes Glaukom), Sehschwächen,
- *Haut*: Hautveränderungen, Schleimhauterkrankungen, Mykosen (Pilzerkrankungen generell),
- *Muskeln*: Muskelschwäche, Muskelschwund,
- *Verdauungstrakt*: Entzündungen, Morbus Crohn, Colitis ulcerosa, Verdauungsstörungen der dem Solarplexuschakra zugeordneten Organe, Magenerkrankungen, Erkrankungen der Bauchspeicheldrüse, Diabetes mellitus, Gallensteine, Gallenblasenleiden, Zöliakie.

4. Chakra – Herzchakra

Das Herzchakra liegt in der Mitte des Brustbeins auf der Höhe der Thymusdrüse. Seine Schwingung entspricht der Farbe Grün.
Wenn eine Person offen und besonders nett ist, spricht man davon, sie sei herzlich. Das heißt, sie gibt aus dem Herzen heraus. Alle Organe im Brustraum, wie Bronchien, Lunge, Herz, Immunsystem (Thymusdrüse) sowie die Gefäße, sind dem 4. Chakra zugeordnet, ebenso der Tastsinn. Auf der Seele-Geist-Ebene zeigen sich die Themen Liebe ohne Bedingungen, Geben ohne Erwartungen, Beziehungen und Akzeptanz.

Ein *harmonisches* Herzchakra zeigt sich durch:

- Körper, Geist und Seele im Gleichgewicht, Akzeptanz dem Leben/Menschen gegenüber, Selbstliebe, Nächstenliebe, Geben ohne Erwartung, Herzlichkeit, selbstlose Liebe, seelische Wärme, menschliches Verständnis, Toleranz, Integration, Offenheit, Hingabe, vorrangig dienende Arbeit, ausgeglichene Freundschaften, harmonische Beziehung mit der Umgebung, Selbstannahme, Selbstlosigkeit unter Beibehaltung der eigenen Identität.

Ein *gestörtes* Herzchakra auf der seelisch-geistigen Ebene zeigt sich durch:

- Lieblosigkeit, innere Härte, Verbitterung, Gefühlskälte, Einsamkeit, Isolation, Hörigkeitsgefühl, Kontaktschwierigkeiten, Feindseligkeit, Integrationsunfähigkeit, Geltungsbedürfnis, Hassgefühle, distanziertes Verhalten, innere Unruhe, Verwechseln von Liebe mit Anbetung oder Sexualität.

Das *gestörte* Herzchakra zeigt sich auf der körperlichen Ebene durch:

- *allgemein*: Brustkrebs, Aids,
- *Lunge*: Asthma, Pneumonien, chronischen Husten, Bronchitiden, Bronchial- und Lungenkrebs,
- *Herz*: alle Herzerkrankungen, wie Herzinfarkt, Klappenfehler, Blutdruckunregelmäßigkeiten,
- *Knochen*: Brustkorberkrankungen, Rückenschmerzen im Brustwirbelsäulenbereich.

5. Chakra – Halschakra

Das Halschakra ist Ausdruck des Ichs und der Bereitschaft, die eigene Individualität zu leben. Wenn etwas im Leben nicht nach Wunsch verläuft, ist der Mensch nicht mehr in der Kraft des Halschakras. Die Frequenz entspricht der Farbe Hellblau.
Es geht in diesem Chakra um die Kommunikation mit der Außenwelt über Sprache, Gedanken, Körpersprache und Manifestation der eigenen Wünsche. Es steht auf der Seele-Geist-Ebene für die Themen: Kommunikation, eigener Ausdruck, Wahrnehmung des Hörens und Sprechens sowie Wahrnehmung der eigenen Intuition. Das Halschakra versorgt Ohren, Schilddrüse, Hals, Nacken, Schultern, Arme und Hände mit frischer Lebensenergie.
Ist das 5. Chakra harmonisch, dann können wir alles annehmen, ohne das Empfinden zu haben, etwas tun zu müssen. Die Arme sind ebenfalls dem 5. Chakra zugeordnet. Die linke Hand steht für das Annehmen dessen, was glücklich macht, und die rechte Hand für Segen bringendes Handeln.

Ein *harmonisches* Halschakra zeigt sich durch:

- klaren Ausdruck, auch der eigenen Individualität, ausgeprägte Kommunikationsfähigkeit, Sicherheit in Sprache und Ton, vielseitiges Interesse (Tanz, Kunst, Musik, Gesang, Literatur), gute Kritikfähigkeit, Ausdruck der eigenen Individualität, Annahme auf allen Ebenen, Verlangen nach reinem Wissen und absoluter Wahrheit, Vermittlung von Weisheit und

Wahrheit, Kontakt mit dem eigenen höheren Selbst, Wissen um die innere Fülle, Kreativität, Lern- und Konzentrationsfähigkeit, logisches Denken, Umsetzung der Energien in Sprache, Bilder und Zeichen, Musikalität, Vertrauen in die innere Stimme, Inspiration, Kommunikationsbereitschaft mit der Außenwelt, fließende Manifestation (Wünsche gehen in Erfüllung).

Ein *gestörtes* Halschakra auf der seelisch-geistigen Ebene zeigt sich durch:

- Hemmungen, allgemeine Interesselosigkeit, mangelnde Rednerbegabung, Gedanken, Gefühle und Bedürfnisse werden nicht frei geäußert, Angst, beurteilt und abgewiesen zu werden, kein Vertrauen in die eigenen intuitiven Kräfte, Schuldgefühle (Projektion), mangelnde Kritikfähigkeit, Intoleranz, Andere-in-Grund-und-Boden-Reden, Geltungsdrang, ein Leben in Unwahrheiten, Orientierung an der Meinung anderer, Angst vor Isolation, Angst vor Stille, schlechtes Zuhören, mangelnde Konzentrations- und Lernfähigkeit, Überbetonung des Intellekts.
- Das blockierte 5. Chakra zeigt sich durch Glaubenssätze wie »Ich darf nicht annehmen, was mich glücklich macht« oder »Ich darf nicht tun, was mich glücklich macht«. Der Betroffene sieht sich als Opfer.

Das *gestörte* Halschakra zeigt sich auf der körperlichen Ebene durch:

- *allgemein*: Stoffwechselerkrankungen, Erkrankungen,

die sich auf die Arme/Hände auswirken, Sprachstörungen,

- *Hals*: Mandelentzündung, Schilddrüsenunter- oder -überfunktion, Schling- und Schluckbeschwerden, Erkrankungen in der Mundhöhle (Stimm- und Sprechprobleme wie Heiserkeit, Stottern, Räuspern),
- *Ohren*: alle Erkrankungen der Ohren (Tinnitus, Hörsturz, Mittelohrentzündung, Hörschwäche),
- *Muskulatur*: Nackenschmerzen, Schulterschmerzen.

6. Chakra – Stirnchakra

Das Stirnchakra liegt auf der Stirn über der Nasenwurzel zwischen den Augenbrauen. Es hat die Farbe dunkles Nachtblau (Indigo).
Es ist das Zentrum für Hellsichtigkeit, Hellfühlen und Hellhören sowie der Bereich des Bewusstseins für die Rollen im Leben. Auf der Körperebene sind dem Stirnchakra Hypophyse, Kleinhirn und Endokrinum (Steuerung aller Hormone) zugeordnet.

Ein *harmonisches* Stirnchakra zeigt sich durch:

- das Aufgehen in der eigenen Rolle, Blicken hinter die Dinge, Feinsinnigkeit, den bewussten Einsatz der eigenen Sinne, außersinnliche Wahrnehmung, das Fühlen und Deuten von Zeichen, sich als Geist in einem Körper empfinden, Seelenverbundenheit, schöpferische Energie, Vertrauen in die eigene Intuition, Einsicht und Annahme des Schicksals, innere Erleuchtung, heilende

Energie, Vorstellungskraft, Offenheit für neue Ideen, Selbstbewusstsein, innere Weisheit, plötzliche Erkenntnisse, ganzheitliches Denken, Erkenntnis innerer Zusammenhänge, göttlich inspiriertes Denken, höhere Einsicht, über die Hingabe Zugang zu inneren Wahrheiten, geistige Konzentration, Magie, zeremonielle Ordnung.

Ein *gestörtes* Stirnchakra auf der seelisch-geistigen Ebene zeigt sich durch:

- Selbstverherrlichung, Selbstüberschätzung, Verwerfung spiritueller Aspekte, Angst vor der eigenen Intuition, Machtstreben, Gedankenflucht, Realitätsverlust, das Denken orientiert sich weitgehend an schon vorherrschenden Meinungen, Gefühl von Sinnlosigkeit, sich außerhalb des Körpers fühlen, Aberglaube, geistige Verwirrung, übersteigerte, grenzenlose Wahrnehmung, Verantwortungslosigkeit, oberflächliches Verhalten, Sehstörungen, Depressionen, Wahnvorstellungen, Schizophrenie.

Das *gestörte* Stirnchakra zeigt sich auf der körperlichen Ebene durch:

- *Kopf*: Kopfschmerzen, Schmerzen auf der Stirn, alle Erkrankungen des Kleinhirns, Epilepsie (in Verbindung mit dem Kronenchakra),
- *Drüsen*: Wachstumsstörungen allgemein, Groß- oder Kleinwuchs, Tumor der Hypophyse, alle Erkrankungen oder Dysfunktionen der Hypophyse, hormonell verursachte Osteoporose, Wechseljahrsbeschwerden, Morbus Cushing, Diabetes insipidus,
- *Sinnesorgane*: Erkrankungen der Sinnesorgane.

7. Chakra – Kronenchakra

Das Kronenchakra ist oben in der Mitte des Kopfes zu finden. Es liegt halb innerhalb, halb außerhalb des Kopfes und schwingt in der Frequenz der Farbe Violett. Dem 7. Chakra werden Gehirn, Zirbeldrüse und Nerven zugeordnet. Die Auseinandersetzung mit Autoritäten, Gott, dem Vater werden ihm ebenso zugeschrieben wie auch der Zugang zum Allbewusstsein.

Ein *harmonisches* Kronenchakra zeigt sich durch:

- Verbundenheit mit dem Universum, universelles Bewusstsein, sich in der Einheit fühlen, geistige Kraft, umfassende Erkenntnis der geistig-seelischen Vorgänge des Menschen, allumfassendes Wissen, höchste Erkenntnis durch innere Schau, Richtung, Selbstverwirklichung, Aufgeben des Egos für das Göttliche (dienen), gutes Gruppengefühl, Gefühl der inneren Ruhe, Annahme des physischen Vaters, Jesusverbundenheit, Transformation von Krisen, Christusenergie, Kontakt mit der göttlichen Liebe und Weisheit.

Ein *gestörtes* Kronenchakra auf der seelisch-geistigen Ebene zeigt sich durch:

- Stress mit dem physischen Vater, Hang zu schwarzer Magie, fortgeschrittene Ich-Auflösung, Desinteresse am weltlichen Dasein, Mangel an Lebensfreude, Zurückgezogenheit, geistige Erschöpfung, Depressionen, Gruppenstress, Entscheidungsschwäche, Probleme mit Autorität, Vater, Gott.

Das *gestörte* Wurzelchakra zeigt sich auf der körperlichen Ebene durch:

- *allgemein*: lebensbedrohende Erkrankungen, Immunschwäche, Atemstörungen,
- *Nerven*: Morbus Parkinson, sklerotische Prozesse im Gehirn, Multiple Sklerose, Nervenleiden, Lähmungen,
- *Kopf*: Kopfschmerzen, Migräne, Schlaganfall, Alzheimer-Erkrankung, Demenz, Geisteskrankheiten, Kopfverletzungen, Gehirntumore aller Art, chronische Erkrankungen, Gehirnhautentzündung.

Der Chakrensprachschlüssel

Mithilfe einer geführten Meditation (siehe Chakrenmeditation ab Seite 52) haben Sie die Möglichkeit, eine Reise durch den Körper zu machen und sich anzuschauen, welche Farben Ihnen in welchem Chakra begegnen. Mithilfe des Sprachschlüssels können Sie vertieft an den aufgedeckten Themen arbeiten.

Ein Exempel aus der Praxis: Schwingt beispielsweise das Sexualchakra eines Patienten in der Frequenz der Farbe Rot, verweist das Chakra auf Angst und Unsicherheit in Bezug auf Gefühle, Sexualität, Elternschaft oder Nahrung. Der Patient zeigt in diesem Fall Symptome wie sexuelle Unlust, Aggressivität, emotionale Überreaktionen, Unfähigkeit, Gefühle zu äußern, u. v. m. Als körperliche Störungen könnten sich Sexualstörungen aller

Art, Menstruationsbeschwerden, Prostataerkrankungen, Endometriose etc. zeigen. Eine Behandlung mithilfe des Chakren-Readings würde die richtige Farbe, in diesem Fall Orange, in das 2. Chakra einfließen lassen und den Prozess mit dem Schüßlersalz Nr. 3 Ferrum phosphoricum D12 mit sechs Pastillen täglich unterstützen. Schüßlersalze und Farben fördern die Heilung auf ideale Weise.

Der angewandte Sprachschlüssel zeigt, was der Mensch erlebt und welche Erfahrung er zu seiner Wahrheit gemacht hat. In der Gegenwart blockierte Muster und Glaubenssätze, wie jene aus unserem Beispiel, erfüllen durchaus eine Aufgabe. Doch irgendwann erfüllen sie den ursprünglichen Zweck nicht mehr und müssen aufgelöst werden. Das genaue Erkennen des Problems und die Versorgung des betroffenen Chakras mit der entsprechenden Farbschwingung ermöglichen es dem Körper, seine Selbstheilungskräfte zu aktivieren und die Chakren wieder in Fluss zu bringen.

Nachfolgend möchte ich Ihnen den Sprachschlüssel der Chakren vorstellen. Zeigt sich während der Meditation eine andere Farbe als die dem Chakra zugeordnete, stehen dahinter folgende Aspekte:

1. Chakra – Wurzelchakra

Rot (harmonisch): Urvertrauen, Sicherheit, geheilte Verbindung zur physischen Mutter, gutes Körperbewusstsein, Instinktverhalten, gute »Verwurzelung«, Loslassen – Platz für Neues schaffen, Erd- und Naturverbundenheit, innere Gelassenheit, heilende Energie

Orange: Nahrung/Sex als Sicherheit, emotionale Traumatisierung, Liebe der Mutter drückte sich über Emotionen aus, Drama/Emotionen/Sex/Nahrung, um an das Urvertrauen/die Liebe der Partnerin zu kommen

Gelb: Intellekt als Sicherheit, Mutterkontrolle, Sicherheit durch Macht und Kontrolle, Manipulation als Sicherheit

Grün: Beziehung oder Liebe als Sicherheit, Freude und Harmonie als Sicherheit, Abhängigkeit von Beziehungen

Hellblau: Hunger nach/Mangel an Sicherheit/Geld/Zuhause, Risse/Leckstellen in der Aura

Indigo: Spiritualität/Religiosität als Sicherheit, eine Rolle spielen bedeutet Sicherheit, die Rolle als Mutter bedeutet Sicherheit, Wurzeln im Kosmos

Violett: Einheit als Sicherheit, Vater als weicheren Elternteil erlebt, Verwechslung der männlichen/weiblichen Rolle

Schwarz: verdrängte Ängste

Weiß: Sicherheit vermeiden

2. Chakra – Sexualchakra

Rot: Angst, Unsicherheit in Bezug auf Sexualität/Elternschaft/Nahrung

Orange (harmonisch): ausgeglichenes Körpergefühl, »Hören« auf den Körper, Kreativität, mit dem Leben im

Fluss, ausgeglichener Appetit, Leidenschaft, Erotik, sexuelles Verlangen, Fruchtbarkeit, Leben eigener Bedürfnisse, Leben der eigenen Geschlechtszugehörigkeit, ausgeglichene Rolle der Elternschaft, sich als Vater/Mutter empfinden, stressfreier Umgang mit Emotionen, Gefühlsreichtum

Gelb: Kontrolle des Körpers, Missbrauch ist Thema – machtvolle Erfahrung von Sexualität, Definition von Empfindungen über den Intellekt, Kontrolle der Gefühle/Emotionen

Grün: Verwechslung von Sexualität und Liebe, Liebe als Schlüssel zur Sexualität, Abhängigkeiten von Beziehungen, aus Liebe Aufgabe der eigenen Bedürfnisse

Hellblau: Hunger nach/Mangel an Gefühlen/Sexualität/Nahrung/Elternschaft, Risse/Leckstellen in der Aura

Indigo: Spiritualität als Schlüssel zu Nahrung/Sexualität/Gefühlen, kein Körperkontakt, lebt diesen Aspekt vergeistigt (Traumata, Ausstieg), Rollenspiel im Hinblick auf Gefühle

Violett: Einheit als Schlüssel zu Nahrung/Sexualität/Gefühlen, Suche nach der Einheit (Vater), Verwechslung von Vater- und Mutterprinzip

Schwarz: Verdrängung von Empfindungen/Sexualität/Nahrung/Elternschaft, verdrängte Ängste bezüglich dieses Themas

Weiß: Vermeiden der oben genannten Aspekte, Emotionen oder Gefühle vermeiden, Nahrungsaufnahme verweigern

3. Chakra – Solarplexuschakra

Rot: Unsicherheit und Ängste betreffend Macht/Kontrolle, Verletzung auf der Persönlichkeitsebene, mangelndes Selbstbewusstsein

Orange: über Empfindungen Macht/Kontrolle ausüben, sich über Sexualität definieren (aufwerten), Sexualität als Machtmittel, emotionale Erpressung, um an Macht zu kommen, emotionale Traumatisierung

Gelb (harmonisch): Entfaltung der Persönlichkeit, klarer Verstand, entspanntes Sein, Entwicklung des vollen Potenzials, starkes Selbstbewusstsein, gutes Durchsetzungsvermögen, Abgrenzungsvermögen, sich in der eigenen Macht fühlen, eigene Mitte gefunden

Grün: sich über seine Beziehungen definieren, keine eigene Meinung, Selbstwertsteigerung über Liebe/Beziehung, Harmoniesucht, Kraft aus der Anpassung, Abhängigkeit von Beziehungen, Helfersyndrom

Hellblau: Hunger nach/Mangel an Selbstdefinition/Selbstwert, Hunger nach Macht/Kontrolle/Freiheit, Leckstellen/Risse in der Aura

Indigo: sich über Spiritualität definieren, die Persönlichkeit aufwerten, Verwechslung von Persönlichkeit und Geist

Violett: sich durch die Einheit definieren, sich über Männer/Vater definieren, Suche nach dem Vater/der Einheit, Guruanbetung, keine Selbstdefinition, wie der Vater sein wollen, Kraft aus der Gruppe

Schwarz: verdrängte Persönlichkeit, Selbstdefinition, verdrängte Ängste in Bezug auf die Persönlichkeit

Weiß: Vermeidung von Macht/Kontrolle/Freiheit, Vermeidung der Persönlichkeit

4. Chakra – Herzchakra

Rot: Unsicherheit, Ängste in Beziehungen, Liebe nicht herein- bzw. hinauslassen, Angst vor Nähe, die Mutter in Beziehungen suchen, alte Verletzungen auf der Beziehungsebene
Orange: Verwechslung von Liebe und Sexualität, über Sexualität/Nahrung/Gefühle an Liebe kommen, Nahrung als Liebesersatz, emotionale Traumatisierung
Gelb: intellektuelle Konstruktion von Liebe/Macht/Kontrolle in Beziehungen, Eifersucht
Grün (harmonisch): Gleichgewicht in Liebe/Beziehungen, Leben in Akzeptanz des Lebens/von sich selbst/anderen, fließende Selbstliebe, bedingungsloses Geben, Annahme auf allen Ebenen, Herzlichkeit, Toleranz
Hellblau: Hunger nach Selbstliebe/Liebe/Freundschaft/Akzeptanz, Leckstellen/Risse in der Aura
Indigo: Spiritualität als Schlüssel zur Liebe, auf der Beziehungsebene eine Rolle spielen, Liebe vergeistigt leben, keinen Kontakt zu sich selbst
Violett: Einheit als Liebe empfinden, den Vater in Beziehungen suchen
Schwarz: verdrängte Ängste im Hinblick auf Beziehungen/Liebe, kein Ausdruck von Liebe, keine Nähe zulassen können
Weiß: Vermeidung von Liebe/Beziehungen

5. Chakra – Halschakra

Rot: Unsicherheit im Ausdruck, Angst und Unsicherheit, etwas anzunehmen, Angst vor Kritik

Orange: Selbstausdruck über Emotionen (Gefühle, Toben, Tränen), Ausdruck über Sexualität/Nahrung, emotionale Traumatisierung

Gelb: Ausdruck über den Intellekt oder die eigene Macht, nichts hereinkommen lassen, Kontrolle – Filter, starke Kontrolle des Ausdrucks, Macht im Ausdruck, kontrollierendes Annehmen

Grün: Liebe/Harmonie/Diplomatie ausdrücken, jedoch nicht einlassen (empfangen), nicht kritikfähig, sich vom Annehmen abhalten, zu liebevoller Ausdruck, alles freundlich und nett (Mona-Lisa-Syndrom: immer lächeln, egal was geschieht), Verwechslung von Geben und Nehmen, Abhängigkeit von Beziehung

Hellblau (harmonisch): Leichtigkeit und Freiheit im Ausdruck, fließende Fülle und Annahme, sein Wesen ausdrücken, fließende Manifestation – Wünsche gehen in Erfüllung, das Wesen hört auf seine Intuition, ausgeprägte Kommunikationsfähigkeit, vielseitiges Interesse (Tanz, Kunst, Musik, Gesang, Literatur), gute Kritikfähigkeit, Annehmen auf allen Ebenen, Verlangen nach absoluter Wahrheit, sich der eigenen Fülle bewusst sein, vielseitige Interessen, Kreativität, Lern- und Konzentrationsfähigkeit, logisches Denken

Indigo: über die Spiritualität den eigenen Ausdruck leben, vergeistigter Ausdruck

Violett: Einheit leben statt Individualität ausdrücken, den

Vater um den »Hals« tragen, Suche nach dem Vater, Ausdruck über den Vater, Ausdruck über die Gruppe

Schwarz: verdrängte Ängste in Bezug auf Ausdruck

Weiß: Vermeidung von Ausdruck

6. Chakra – Stirnchakra

Rot: Unsicherheit und Ängste betreffend Spiritualität, Angst, hinter die Dinge zu sehen, Angst vor Intuition, Identifikation mit der physischen äußeren Form (Körper), Ängste, die Rollen im körperlichen Leben zu leben, der Geist identifiziert sich ausschließlich mit einer sicherheitsrelevanten Rolle, z. B. der Mutterrolle

Orange: über Sexualität und Emotionen Spiritualität erlangen wollen – Tantra, Spiritualität durch Gefühle, emotionale Traumatisierung

Gelb: intellektuelle Konstruktion der spirituellen Sicht, mit Macht/Kontrolle Spiritualität/Rollen leben

Grün: über Liebe Spiritualität erlangen wollen (»Ich liebe und bin daher spirituell«), Verwechslung von Liebe/Spiritualität, Rollen im Leben sind abhängig von Beziehungen

Hellblau: Hunger nach/Mangel an Spiritualität, Lebenskrise (»Wer bin ich?«), Energieverlust durch Leckstellen/Risse in der Aura

Indigo (harmonisch): sich selbst als Geist in einem Körper wahrnehmen, Intuition leben, Spaß an spiritueller Auseinandersetzung, Einsicht in/Annahme des Schicksals, außersinnliche Wahrnehmung, innere Erleuchtung, heilende Energie, der Geist lebt verschiedene Rollen

Violett: Einheit als Spiritualität, Suche nach Einheit/Vater über die Spiritualität, Verwechslung von Geist und Seele (Einheit), nur über Gruppenenergie kann Spiritualität gelebt werden (Sekten), Geist hängt in der Rolle des Vaters fest

Schwarz: Verdrängung spiritueller Sicht, verdrängte Ängste bezüglich der eigenen Spiritualität, verschiedene Rollen im Leben werden verdrängt (Rolle des Partners, der Mutter, des Vaters, der Tochter, des Sohnes, des Berufstätigen etc.)

Weiß: Vermeidung der eigenen Spiritualität, Vermeidung verschiedener Rollen im Leben (Rolle des Partners, der Mutter, des Vaters, der Tochter, des Sohnes, des Berufstätigen etc.)

7. Chakra – Kronenchakra

Rot: Unsicherheit/Angst vor dem Vater, Vertauschung der Mutter- und Vaterrolle, Ängste in Bezug auf Religion/Gott, Ängste im Hinblick auf Einheit/Vater, Ängste, sich in Gruppen aufzuhalten, Angst vor der Richtung im Leben, Angst vor Autoritäten

Orange: Emotionen/Sexualität als Schlüssel zur Einheit, Emotionen/Sex/Nahrung, um Einheit/Liebe des Vaters/Partners zu bekommen, emotionale Traumatisierung

Gelb: intellektuelle Konstruktion der Einheit statt der Erfahrung auf der Persönlichkeitsebene, Kontrolle des

Vaters, machtvoller Vater, religiöser Fanatiker, Intellekt als Vaterliebe

Grün: Liebe als Schlüssel zur Einheit, Vater wird gesucht (Anbetung – Guru), wir haben uns alle »lieb«, wir sind etwas Besonderes! (Sektenanhänger), Abhängigkeit von Beziehung, Harmonieprogramm, um die Einheit zu spüren

Hellblau: Hunger nach der Einheit und der Richtung im Leben, Vater (Partner-Vaterwahl), Energieverlust durch Risse in der Aura

Indigo: Verwechslung von Spiritualität und Einheit, Seelenebene hat keine Individualität, der Mensch lebt Einheit/Vater/Gott vergeistigt

Violett (harmonisch): Fähigkeit, Einheit auf allen Ebenen zu erfahren, universelles Bewusstsein

Schwarz: verdrängte Einheit, Vaterverdrängung, verdrängte Ängste bezüglich Einheit/Vater/Gott, verdrängte eigene Autorität, Richtung im Leben verdrängen

Weiß: die Einheit vermeiden, den Vater vermeiden, die Richtung im Leben vermeiden, Gruppen vermeiden, die eigene Autorität vermeiden

Der geistige Ausflug in die Lehre und Sprache der Chakrenfarben zeigt, dass die Energie, mit der wir einen Glaubenssatz verfolgen, starke Auswirkungen auf unser Leben hat. Je mehr wir von etwas überzeugt sind (selbst wenn es jeder Realität entbehrt), desto mehr wird es zu unserer Wahrheit. Die Gedanken verändern das energetische Muster der Energiezentren, wodurch sich die

Schwingung und damit auch die Farbe des Chakras verändern.
Was hat all dies nun mit den Schüßlersalzen zu tun?
Die Biomineralien verändern nicht nur den Mineralzustand des Körpers. Sie haben auch Auswirkungen auf die Schwingung des Menschen. Nehmen wir einmal an, Sie hätten einschießende, krampfartige Schmerzen. In dieser Situation wären Sie sicher nicht gut gelaunt und fröhlich. Der Körper zöge sich zusammen, der Energiefluss wäre behindert. Nähmen Sie in dieser Situation die »heiße 7«, ließen die Schmerzen nach und die Energie könnte wieder fließen. Das entsprechende Chakra würde gestärkt.
Die Sprache der Chakren soll Ihnen Gelegenheit geben, über die Einstellungen zu Ihrem Leben nachzudenken. Wenn Sie nicht zufrieden sind, sollten Sie etwas verändern. Durch die Einnahme der Biomineralien versetzen Sie sich in einen energetischen Zustand, der es Ihnen erlaubt, anders über Ihre Situation zu denken.

Achte auf deine Gedanken, denn sie werden deine Worte.
Achte auf deine Worte, denn sie werden deine Handlungen.
Achte auf deine Handlungen, denn sie werden Gewohnheit.
Achte auf deine Gewohnheiten, denn sie werden dein Charakter.
Achte auf deinen Charakter, denn er wird dein Schicksal.

Klosterschrift aus England

Gedankenmuster und Glaubenssätze

Der Zustand der Chakren lässt auf bestimmte Geisteshaltungen schließen. Wir sind in dem, was im Leben geglückt oder misslungen ist, das Ergebnis unserer Gedanken. Was wir an guten Mustern geschaffen haben, wollen wir natürlich beibehalten. Doch was uns unzufrieden und krank macht, wollen wir verändern.
Die Entscheidungen unseres Lebens erfolgen auf der Basis von Gedankenmodellen. Diese entstehen aus meist unbewussten Entscheidungen, die wir im Laufe unseres Lebens treffen und die sich zu entsprechenden Glaubenssätzen oder Gedankenmustern verfestigen.
Sobald man erkennt, warum man bestimmte körperliche Beschwerden hat und dass man sie durch festgefahrene Gedankenstrukturen ungewollt fördert, setzt ein bedeutender Veränderungsprozess ein. Die Erkenntnis ermöglicht es, Verantwortung für den Weg der Heilung zu übernehmen. Man kann nahezu beobachten, wie der krankhafte Gedankenfluss sich verändert.
Dazu ein Beispiel aus meiner Praxis: Zwei Patientinnen, beide Anfang dreißig, litten an Multipler Sklerose. Im Gespräch erarbeiteten wir den positiven Aspekt der Erkrankung. Beide Patientinnen erkannten den Wunsch, versorgt zu werden, sowie die Macht, die sie durch ihre Erkrankung über ihre unmittelbare Umwelt hatten. Was die Erkrankung in diesem Fall beiden Patientinnen zeigen wollte, war die Notwendigkeit, Verantwortung für das eigene Leben zu übernehmen und für sich selbst zu

sorgen. Mit der Erkenntnis und deren Umsetzung ins tägliche Leben kam der Verlauf der Erkrankung (zum Erstaunen der Ärzte) zum Stehen.

Es fällt auf, dass es immer wieder um die gleichen Themen geht. Groll, Wut, Macht, Kritik und Schuldgefühle sind am häufigsten vertreten. Die dahinter stehenden Glaubenssätze könnten lauten: »Ich bekomme im Leben nichts geschenkt«, »Ich bin es nicht wert, geliebt zu werden«, »Ich werde nur gesehen/geliebt, wenn ich etwas leiste«, »Wenn ich mich nicht selbst darum kümmere, macht es keiner ...«.

Jeder dieser Gedanken bringt eine Verschiebung des Mineralhaushaltes mit sich. Bei dem Muster »Nur mit Spitzenleistungen werde ich gesehen« wird der Betroffene immer wieder in die Überforderung gehen, da er sonst fürchtet, übersehen zu werden. Ruhephasen wird sich diese Person nur selten gönnen. Um die erforderlichen permanenten Spitzenleistungen zu erreichen, werden Ehrgeiz und Perfektionismus eingesetzt. Damit ist der Teufelskreis geschlossen. Die resultierende Störung verschafft sich bei diesem Beispiel in unterschiedlichen Bereichen Ausdruck. Auf der Ebene der Seele fühlt sich der Betroffene klein. Das Ego versucht, dieses Minderwertigkeitsgefühl durch Leistung und emsiges Training auszugleichen. Der Körper ist so lange gehorsam, bis die Reserven aufgebraucht sind. Wird das Muster trotz einer beginnenden Symptomatik weiter aufrechterhalten, kommt es zum Crash.

Werden zu den beobachteten psychischen Eigenschaften die passenden Schüßlersalze verabreicht, stellt sich

Gleichgewicht ein. Die Biomineralien wirken auf zwei Ebenen. Zum einen unterstützen sie den Körper dabei, sein Energiereservoir neu aufzufüllen, zum anderen schaffen sie Balance im psychischen Bereich. In unserem Beispiel hilft Nr. 10 Natrium sulfuricum D6, den Perfektionismus zu überwinden und Höchstleistungen auf ein gesundes Maß zurückzufahren. Die Nr. 9 Natrium phosphoricum D6 unterstützt in der Ausrichtung der Wahrnehmung, Nr. 11 Silicea D12 gibt Klarheit und das Rückgrat, für seine Dinge (auch Unzulänglichkeiten) einzustehen, ohne daran zu zerbrechen.

Die Schüßlersalze

Liebe, Anerkennung, Glaubenssätze und vieles mehr nehmen Einfluss auf unsere Gesundheit und somit auch auf den Mineralhaushalt. Körperliche Symptome treten erst auf, wenn sich der Mineralhaushalt bereits in einem deutlichen Defizit befindet. Die ersten Anzeichen werden in der Regel übergangen, denn es handelt sich meist »nur« um Verstimmungen oder unbestimmte Blockaden. Unsere Vorstellung von Gesundheit akzeptiert solche Unzulänglichkeiten nicht als Hinweise auf ein entstehendes ernstes Defizit. Erst wenn körperliche Einschränkungen vorliegen, sehen wir unsere Gesundheit in Gefahr.

Der menschliche Körper ist ein sehr komplexes System, das einerseits sehr fein abgestimmt ist, andererseits kurzfristig enorme Belastungen verkraftet. Solche außergewöhnlichen Belastungen stellen z. B. Leistungssport und Schwangerschaft dar. In dieser Zeit bedarf es einer erhöhten Mineralzufuhr, damit der Bedarf gedeckt werden kann, ohne dass die Depots vollständig geleert werden.

Die einzelnen Depots sind von unterschiedlicher Wichtigkeit. Der Körper bedient sich ihrer in der Reihenfolge ihrer Entbehrlichkeit. In den Zellen und in ihrer direkten Umgebung muss eine bestimmte Mineralstoffkonzentration vorliegen, um ein optimales Funktionieren zu gewährleisten. Jene Depots, die lebenswichtige Systeme versorgen, werden am längsten zurückgestellt. So bleiben die Mineralspeicher von Bindegewebe und Muskulatur, des Herzens und der Lunge sowie des Gehirns am längsten unangetastet. Für den Körper unwichtigere Depotregionen wie Kopfhaut und Haut werden bei erhöhtem Bedarf zuerst geleert. Die Folge sind z. B. Haarausfall, brüchige Nägel und Hornhautbildung.

In der Therapie mit Schüßlersalzen werden alle Mineralstoffdepots so weit aufgefüllt, dass der Körper nicht auf seine kostbarsten Reserven zurückzugreifen braucht, sondern die schnell zugänglichen Speicher wieder in vollem Maße nutzen kann.

Je stärker das Niveau der Depots sinkt, desto eingeschränkter ist der Betrieb. Die natürliche Intelligenz des Körpers signalisiert dies durch die Einschränkung des Aktionsradius. Der Körper ist bemüht, eine Notreserve zurückzubehalten, damit Notfälle abgefangen werden können. Nur in einem echten Notfall ist der Körper bereit, diese letzten Reserven anzugreifen.

Wird permanenter Raubbau mit den Reserven betrieben, ist es nicht möglich, mit kleinen Gaben und/oder kurzfristig den Bedarf zu decken. Um hier grundlegend zu arbeiten, ist Geduld erforderlich. Die Einnahme der Biomineralien wird durch eine adäquate Lebensanpassung maßgeblich unterstützt.

Fehlendes muss aufgefüllt werden.

Biochemisches Prinzip nach Dr. Schüßler

Biochemie und Homöopathie

Die Biochemie nach Dr. Schüßler, von der nachfolgend die Rede sein wird, ist eine eigenständige Heilmethode. Eine in Seminaren und Vorträgen häufig gestellte Frage lautet: Ist Biochemie nicht auch Homöopathie? Die Stoffe werden doch auf vergleichbare Weise verarbeitet.
Die Antwort: Bei der Homöopathie handelt es sich um eine Reiztherapie. Die Schüßler'sche Biochemie hingegen ist eine Substitutionstherapie, in der es darum geht, Zellen mit Substanzen aufzufüllen, die ihnen fehlen. In der nachfolgenden Tabelle des Kasseler Heilpraktikers Reinhard Schaub werden Schüßler'sche Biochemie und Homöopathie einander gegenübergestellt.

	Biochemie	Homöopathie
Begründer	Dr. Wilhelm Schüßler (1821–1898)	Dr. Samuel Friedrich Christian Hahnemann (1755–1843)
Hauptwerk	*Abgekürzte Therapie*	*Organon der Heilkunst*
Definition: Gesundheit/Krankheit	»Die Krankheit des Körpers ist die Krankheit der Zelle.« (Virchow) »Die Krankheit der Zelle entsteht durch Verlust anorganischer Salze.« (Moleschott) »Dann muss die Gesundheit der Zelle und damit des Körpers wiederhergestellt werden durch die Deckung des Verlustes.« (Dr. Schüßler)	Krankheit ist »die Gesamtheit der Symptome ...« »... alle Veränderungen im Befinden des Leibes und der Seele ... oder alle Abweichungen vom gesunden Zustand.«

Behandlungsansatz	Die Zelle. Die Heilmittel werden so weit verdünnt (potenziert), dass sie ohne zusätzlichen Energieaufwand in die Zelle hineingelangen können.	Lebenskraft, Lebensenergie. Die Heilmittel werden potenziert (verdünnt und verschüttelt), um als feinste Reize auf die Störungen der Lebensenergie zu wirken.
Verwendete Heilmittel	12 (27) anorganische Heilmittel, die in den Zellen vorkommen. Es finden keine »Arzneimittelprüfungen« statt. Gebräuchliche Potenzen sind D6 und für Nr. 1, Nr. 3 und Nr. 11 D12. Sie versorgen die Zellen im Mikrobereich mit Mineralstoffen, der Makrobereich muss zusätzlich beachtet werden.	Mineralien, Pflanzen-, Tier- und Krankheitsprodukte (Nosoden) werden mittels Arzneimittelprüfungen am Gesunden und aus praktischer Erfahrung heraus gewonnen. Gebräuchlich sind Potenzen zwischen D4 und sehr hohen Potenzen von z. B. C1000 oder LM.

Dosierung	Mehrere Mineralstoffe werden auch nach Abklingen der Beschwerden eingenommen, um die Depots wieder aufzufüllen und so Rückschläge zu verhindern.	Bei akuten Situationen häufige Arzneigaben bis zur Besserung. Danach die Einnahme beenden. Bei chronischen Beschwerden Einzelgaben mit langer Nachwirkzeit. Geduld und Abwarten sind erforderlich.
Therapeutisches Vorgehen	Ermittlung des Defizits an Mineralsalzen in der Zelle über eine Anamnese bzw. Antlitzanalyse. Substitutionstherapie.	Ermittlung der charakteristischen Eigenschaften und Befindlichkeitsstörungen. Anamnese und Untersuchung, Auswahl des Mittels nach dem Ähnlichkeitsprinzip. Reiztherapie.
Erstverschlimmerung	Reaktionen nach der Hering'schen Regel (von innen nach außen, von oben nach unten).	Erstverschlimmerungen möglich. Reaktionen nach der Hering'schen Regel (von innen nach außen, von oben nach unten).

Nebenwirkungen/ Wechselwirkungen	Keine.	Arzneimittelsymptome möglich.
Äußere Anwendung	Wichtige therapeutische Ergänzung.	Nicht üblich.

Immer mehr Homöopathen haben erkannt, dass es den Körper in seiner Fähigkeit zu reagieren unterstützt, wenn man zuerst die biochemischen Mittel einsetzt, um dann mit der Homöopathie die gewünschten Reize zu setzen.

Die Erfahrung hat gezeigt, dass Krankheiten zu einem hohen Prozentsatz durch nicht ausgeschiedene Säuren verursacht werden. In der heutigen Ernährung spielen Säure bildende Stoffe wie Kaffee, Tee, Fleisch, Süßigkeiten oder Alkohol eine wesentliche Rolle. Gleichzeitig geht der Anteil der körperlichen Arbeit zurück.
Vergleicht man die Lebensbedingungen unserer Urgroßeltern mit denen der heutigen Generation, so fällt auf, dass noch zu Beginn des Jahrhunderts Gemüse und Früchte ausreichend Zeit hatten, natürlich zu reifen und zu wachsen – Zeit, um notwendige Mineralien und Spurenelemente zu speichern. Unsere Großeltern hatten meist auch nicht die Möglichkeit, täglich ein bis zwei Kannen Bohnenkaffee oder schwarzen Tee zu trinken und täglich (heute zum Teil mehrmals) Fleisch und Wurst zu sich zu nehmen. Wenn über den arbeits- und bewegungsreichen Tag hinweg drei bis vier Mahlzeiten gegessen werden

konnten, gehörte man schon zu den Glücklichen. Zu Beginn des Jahrhunderts konnten außerdem Zitrusfrüchte und jahreszeitlich untypische Obst- und Gemüsearten angeboten werden. Der Mensch lebte damals erheblich mehr im Einklang mit der Natur als heute.

Viele unserer heutigen Zivilisationskrankheiten sind eine Folge dieser unnatürlichen Lebensgewohnheiten. Auslöser zahlreicher Leiden ist häufig ein Überschuss an Säure im Körper, den der Organismus nicht abbauen und ausscheiden kann. Nicht selten ist eine unzureichende Funktion der Nieren dafür verantwortlich. Ein Mangel an Salzen kann sich über Generationen hinweg verstärken, da innerhalb einer Familie zunächst Gewohnheiten (wie Zubereitungsweisen, Speisenwahl, Essenszeiten, Lebensmuster) weiter»vererbt« werden. Das Durchbrechen einer solchen Gewohnheit ist oft erst möglich, wenn ein Impuls eingebracht wird. Dieser Impuls kann beispielsweise durch ein eingeheiratetes Familienmitglied ausgelöst werden oder auch durch eine Krankheit, die andere Aspekte, etwa ein neues Ernährungsbewusstsein, in den Lebensrhythmus einschleust.

Auswirkungen des Mineralmangels

Die seelisch-geistige Ebene

Die Aufnahmebereitschaft des Körpers für Mineralsalze hängt auch mit den seelischen Kräften zusammen. Durch die innere Übung, gegenwärtige Lebenssituationen zu betrachten, mögliche Konsequenzen für die Zukunft zu bedenken und Erfahrungen der Vergangenheit als Gelerntes mit einfließen zu lassen, wird die Aufnahmebereitschaft des Körpers für die Salze (auch aus der Nahrung) erhöht. Eine Krankheit zu bekommen bedeutet auch, eine Bereitschaft für diese Krankheit zu haben. Diese Bereitschaft beruht auf Lebensmustern und Glaubenssätzen. Unter Lebensmustern versteht man zum einen über Generationen hinweg weitergegebene Handlungsweisen, z. B. der in einer Familie übliche Umgang mit Problemen, und zum anderen Lebensgewohnheiten wie etwa das Ess- und Konfliktverhalten.

Wurde bei den Eltern ein Problem ausgesprochen, so übernimmt die nachfolgende Generation dieses Muster der Konfliktbewältigung. Wurden hingegen Konflikte um einer scheinbaren Harmonie willen unterdrückt, so kann auch die nachfolgende Generation Konflikte zunächst nicht etwa durch eine Aussprache lösen. Es entstehen Krankheitsneigungen, die als »vererbt« bzw. »familienbedingt« bezeichnet werden. Nutzt ein Familienmitglied die Chance, ein solches Muster zu durchbrechen, dann wird diese »Erbfolge« verändert.

Familienbedingte Muster belasten die Psyche an ganz spezifischen Stellen im Körper und kommen über bestimmte Organe zum Ausdruck. So steht etwa die Lunge für den Bereich der Kommunikation, und die Niere wird der zwischenmenschlichen Beziehung - zwischen Eltern und Kind, Partnern und Geschwistern - zugeordnet. Viele Autoren (R. Dahlke, L. Hay, H. Tietze etc.) haben sich inzwischen zur Sprache der Organe geäußert.
Entsprechend kann dem Mangel eines Salzes eine innere Haltung zugeordnet werden. So verbirgt sich z. B. hinter dem Mangel an Nr. 1 Calcium fluoratum ein zu geringes Maß an innerer wie äußerer Beweglichkeit. Schreitet der Mangel weiter fort, zeigen sich auch bestimmte psychische Zustände wie Reizbarkeit, Traurigkeit oder Verzagtheit. Die Einnahme des entsprechenden Salzes mit sechs bis neun Pastillen täglich bewirkt einen Ausgleich auf der psychischen Ebene.

Chakrenzuordnung

Wie bereits erläutert, gibt das Symptom des Körpers einen Hinweis auf die Störung des Chakras. Durch die Zuordnung der Symptome lässt sich meist als Schwerpunkt ein bestimmtes Chakra erkennen. In Einzelfällen sind auch mehrere Chakren betroffen. Hierbei ist es wichtig, sich über die Ebene (Seele, Psyche, Körper) im Klaren zu sein. Ein Salz kann körperlich dem einen und seelisch einem anderen Chakra zugeordnet sein. Die Körperebene wird mit zehn bis 15 Pastillen behandelt, die psychische und seelische Ebene mit sechs bis neun Pastillen. Es empfiehlt sich außerdem, die Salben an dem relevanten Chakrapunkt aufzutragen.

Körperliche Merkmale

Beim Mangel eines Salzes zeigen sich (häufig mehrere) Symptome, die jedoch alle durch den gleichen Mineralverlust entstanden sind. Wird der Hinweis auf psychische Symptome übergangen, dann entwickeln sich körperliche Beschwerden. Sie finden in diesem Abschnitt eine Auflistung der wichtigsten durch den Mangel des jeweiligen Salzes hervorgerufenen Beschwerden. Im Abschnitt »Entschlüsselte Organsprache« finden Sie für eine Vielzahl dieser Beschwerden mögliche Hintergründe, die Ihnen bei der ursächlichen Behandlung einen Anhaltspunkt zur Heilung geben können.

Die Antlitzdiagnose

Bestimmt haben Sie schon einmal das zarte Erröten Ihres Gegenübers beobachtet, wenn Sie ihm oder ihr ein Kompliment machten. Dieses »Anlaufen« kann ein Hinweis auf einen Mangel an Nr. 7 Magnesium phosphoricum sein. Bestimmte Zeichen im Gesicht und seine Färbungen wie auch das Erscheinungsbild anderer Körperpartien lassen sich den einzelnen Salzen zuordnen und daher zur Diagnose heranziehen. Diese Zuordnung der Salze nennt

man Antlitzdiagnose. Sie wurde von Dr. Kurt Hickethier empirisch ermittelt und mit den Schüßlersalzen kombiniert.
Es bedarf einiger Übung, um zu erkennen, auf welche Weise der Mangel eines bestimmten Mineralsalzes im Gesicht oder Körper sichtbar wird. Eine detaillierte Beschreibung finden Sie in dem Kapitel »Beschreibung der Schüßlersalze«. In der Regel zeigt sich ein erhöhter Bedarf im Gesicht, lange bevor Symptome wahrgenommen werden oder Krankheiten ausbrechen können. Das macht diese Methode zur einzigartigen Prophylaxebehandlung.
Bei der Bewertung hilft eine Skala von eins bis zehn. Schwache Mangelerscheinungen werden mit eins bis zwei bewertet, mittlere mit drei bis vier, starke mit fünf bis sechs, sehr starke mit sieben bis acht und außergewöhnlich hohe Mangelerscheinungen mit neun bis zehn. Sobald sich im Zuge der Einnahme die diagnostizierten Antlitzzeichen in der Stärke verändern, muss auch die Einnahmeempfehlung angepasst werden.
Dr. Kurt Hickethier hat sich nach Schüßlers Tod intensiv mit der Antlitzdiagnose beschäftigt. In seinem Buch *Sonnenschau* hat er die antlitzdiagnostischen Merkmale eingehend beschrieben. Sein Anliegen war es, »dass die Antlitzdiagnose Allgemeingut werde zum Wohle unzähliger Menschen«. Weiter schreibt er:

Das Gesicht ist der Spiegel der Seele, des Blutes und der einzelnen Organe. Das Gesicht spiegelt alles wider, sowohl den Charakter, die Eigenschaften und Fähigkeiten als auch die gesundheitliche Beschaffenheit. Es würde sich lohnen, wenn jeder sich mit der Antlitzdiagnostik befasste, um wenigstens einen Einblick zu gewinnen.

Diesen Worten kann ich mich nur anschließen. Wenn Antlitzdiagnose ein fester Bestandteil der schulmedizinischen Ausbildung wäre, könnten die Kosten, die durch umfangreiche Diagnostik entstehen, dramatisch gesenkt werden.

Beschreibung der Schüßlersalze

Viele durch einen Biomineralmangel verursachte Beschwerden sind durch äußere Gegebenheiten beeinflussbar. Es gibt Leiden, die unter Wärmeeinwirkung deutlich abnehmen, und andere, die sich beim Genuss von kalten Getränken verstärken. Bestimmte Verhaltens- und Ernährungsweisen können den Biomineralbedarf erhöhen. Im nachfolgenden Abschnitt finden Sie zu dem jeweiligen Mineral die Besonderheiten, die das Salz von anderen, ähnlichen Mineralien abgrenzt, sowie Hinweise zu Verhaltensänderungen, mit deren Hilfe Sie den Raubbau an Ihren Depots verringern können.

Nr. 1 Calcium fluoratum D12

Wirkung auf der seelischen Ebene

THEMA: *Mache einen Schritt nach dem anderen, und trage die Verantwortung dafür.*
Die Aufgabe von Nr. 1 Calcium fluoratum ist es, die Dehnbarkeit der Gewebe zu erhalten und die Beweglichkeit auf allen Ebenen zu gewährleisten. Bei Patienten mit starkem

Calcium-fluoratum-Mangel trifft man oft auf eine Gemütsverhärtung, Verschlossenheit, Starre und Sturheit. Sie haben sich etwas in ihrem Leben hart erarbeitet und wollen es um jeden Preis bewahren. Die Lernaufgabe ist die Arbeit an der inneren Beweglichkeit, das Überdenken des eigenen Standpunkts und seine Überprüfung an der Realität wie auch das Erwägen neuer Möglichkeiten. Die Angst davor, etwas Neues auszuprobieren, mündet in Existenzängste. Die Notwendigkeit einer Veränderung wird oft erst in der körperlichen Verhärtung deutlich. Diese Verhärtung zeigt sich früher oder später in der Körperhaltung.
Der seelische Aspekt von Nr. 1 Calcium fluoratum D12 beinhaltet die latente Angst, dass das Leben nicht mehr so erfolgreich verläuft wie bisher. Auch wenn es aktuell keinen Grund zur Sorge gibt, sitzt die Angst davor, möglicherweise alles zu verlieren, im Nacken. Verhärtungen im Denken lassen sich nicht nur an Sturheit erkennen, sondern auch an einer erhöhten Vergesslichkeit und daran, dass man seine Gedanken nicht zu Ende bringt. Die Aufgabe lautet, einen Schritt nach dem anderen zu tun und nicht zwei Stufen auf einmal zu nehmen.
Bei einem Mangel an Nr. 1 Calcium fluoratum geht es um die innere Entwicklung im Einklang mit der Seele. Patienten, denen dies nicht gelingt, können hartherzig wirken; es scheint, als ob sie sich einen Panzer zugelegt haben, um sich vor (seelischen) Verletzungen zu schützen. Das betroffene Organ zeigt an, auf welche Problematik sich die Härte bezieht (z. B. stehen die Nieren im Zusammenhang mit Angst, die Halswirbelsäule hat mit dem Bedürfnis nach zusätzlichem Halt zu tun).

Wer es schafft, die Dreiheit Vergangenheit, Gegenwart und Zukunft im Gleichgewicht zu halten, sieht scharf bis ins hohe Alter. Das gute Sehvermögen bedeutet demnach, dass diese Person die Erfahrungen der Vergangenheit als Lernschritt verstanden hat und das Gelernte in der Gegenwart anwendet, um in der Zukunft einmal gemachte Fehler zu vermeiden.

Psychische Merkmale

Bei einem starken Mangel an Nr. 1 Calcium fluoratum kann eine Neigung zu Anpassungsschwierigkeiten, Eigensinn und Verschlossenheit bestehen. Der Betroffene wirkt abwesend, neigt zu übertriebenem Eifer und leidet meist unter unbegründeten Ängsten. Es ist ihm sehr wichtig, vor anderen einen guten Eindruck zu machen. Sich zu beugen, fällt ihm schwer. Er wirkt stur und stolz.

Chakrenzuordnung

Am stärksten zeigt sich auf der körperlichen Ebene der Aspekt des Solarplexuschakras, da die Symptome Verhärtungen und Beweglichkeitsstarre der Bänder, Muskulatur und Sehnen bewirken und außerdem auch die Zellen in der Oberhaut entsprechend beeinflussen. Starker Mangel führt zu Verhärtung und Starre, die die Solarplexusenergie zum »Festhalten« anregt.

Äußere Kennzeichen

Im Gesicht zeigt sich der Mangel an Nr. 1 Calcium fluoratum D12 in dem Bereich zwischen Augenwinkel und Augenmitte. Es gibt zwei Varianten. Entweder ist der Bereich bläulich rot verfärbt oder/und es zeigen sich Fältchen, deren Linien sich kreuzen (Würfelfältchen). Bei ausgeprägtem Bedarf können sich die Würfelfältchen auch am Oberlid zeigen. Bei Kindern ist die Färbung häufig besonders gut zu erkennen. In diesem Fall wird kurzfristig mit 18 bis 24 Pastillen am Tag hoch dosiert behandelt. Die Würfelfältchen zeigen einen schon länger bestehenden Mangel, die Färbung zeigt einen kurzfristigen Bedarf.

Körperliche Merkmale

Nr. 1 Calcium fluoratum D12 sorgt für das Gleichgewicht zwischen zu schlaff und zu fest. Es ist verantwortlich dafür, dass sich Gewebe nicht nur dehnt, sondern auch wieder zusammenzieht. Die schützenden Hüllen um Knochen und Haut sowie der Zahnschmelz benötigen für ihre einwandfreie Funktion verhältnismäßig große Mengen an Calcium fluoratum. Der Mangel hat sich meist über Jahrzehnte aufgebaut und bedarf daher einer längeren kontinuierlichen Einnahme, um die Depots wieder aufzufüllen und die Erscheinungen verschwinden zu lassen. Fehlt Calcium fluoratum im Körper, kommt dies durch starke Hornhautbildung zum Ausdruck.

Die durchschnittliche Einnahmemenge liegt bei zehn bis 15 Pastillen täglich. Die Dosierung ergibt sich aus dem Naturell.
Nr. 1 Calcium fluoratum D12 wirkt in Bindegeweben, Sehnen, Bändern, Gefäßen und Haut und reguliert die Elastizität der Zellmembran. Es lindert Beschwerden und mindert Erscheinungen wie übermäßige Gelenksmobilität (Schlottergelenke), Arteriosklerose und dadurch bedingten erhöhten Blutdruck, Arthrose, verhärtete Drüsen, chronische Schmerzen in der Lendenwirbelsäule, Karpaltunnelsyndrom, Sehnenverkürzung, Hämorrhoiden (als Salbe), Karies, durchscheinende Zahnspitzen, Hämatome, Schwielen, Schrunden, übermäßige Hornhautbildung, rissige Haut an den Fingerkuppen, Veränderungen der Füße (Fersensporn, Überbein, Platt-, Senk- oder Spreizfüße) sowie splitternde oder zu weiche Nägel. Zähne finden wieder Halt in den Kieferknochen. Daher ist Calcium fluoratum auch bei losen Zähnen ein außerordentlich wichtiges Mineral. Auch chronische Erkrankungen werden in ihrer starren behandlungsresistenten Struktur »aufgeweicht« und gebessert.

Besonderheiten

Hornhautbildung ist ein wichtiger Hinweis auf einen seit längerer Zeit bestehenden Mangel. Schmerzen nehmen in Bewegung und bei großer Wärme ab. Es besteht ein gesteigertes Verlangen nach stark gewürzten Speisen. Steht das Bett auf einer Wasserader oder ist man Hast und Un-

ruhe ausgesetzt, kann auch das den Bedarf stark erhöhen. Natürlich spielt die Lebensweise eine Hauptrolle.
Elektrosmog, Belastungen durch Wasseradern, Stress und Hektik verstärken den Bedarf an Nr. 1 Calcium fluoratum D12. Falsche Ernährung (Fastfood, Industriekost, zu viele Kohlenhydrate), Überarbeitung, nervliche Belastungen oder lange PC-Arbeit begünstigen den Mangel an Nr. 1 Calcium fluoratum.
Missbrauch von Genussmitteln wie Schokolade oder Alkohol steigert ebenfalls den Bedarf an Nr. 1 Calcium fluoratum.

Nr. 2 Calcium phosphoricum D6

Wirkung auf der seelischen Ebene

THEMA: *Sei aufrichtig, nimm deine innere Aufgabe an, überlasse dich der inneren Führung. »Dein Wille geschehe.«*
Jeder Mensch hat hier auf der Erde seine Aufgabe, der er sich mit seinen besonderen Fähigkeiten und einzigartigen Talenten stellen muss. Jeder Mensch hat mit seinen Befähigungen im Kosmos seinen festen Platz – etwa so wie eine Zelle im Körper. Zum Beispiel erledigt die Zelle der Niere nicht die Aufgaben des Herzens, da sie sehr spezifisch und exakt für ihren eigenen Auftrag angelegt ist. Ebenso ist es bei den Menschen. Niemand sollte höher

bewertet werden, nur weil er vermeintlich wertvollere Tätigkeiten ausübt. Vielmehr sollte jeder seine volle Aufmerksamkeit auf das richten, was er mit seinen Gaben als Aufgabe erhalten hat.

Nr. 2 Calcium phosphoricum D6 ist ein Mittel, das sich aus einer die Veränderung scheuenden (Calcium) und einer die Veränderung suchenden Komponente (Phosphor) zusammensetzt. Es ist sowohl für unsere härteste Körpersubstanz, die Knochen, als auch für unsere weichste Substanz, das Blut, ein wichtiger Baustoff. Zunächst scheint das ein Widerspruch zu sein, doch diese Polarität ist fester Bestandteil unseres Lebens.

Bei Patienten mit chronischem Calcium-phosphoricum-Mangel findet sich häufig eine ausgeprägte Kopflastigkeit oder »ein Hang zu schweben«. Bei beiden Gruppen fehlt die Brücke zwischen Körper und Geist.

Oft sollen diese Menschen ihren Mann bzw. ihre Frau stehen, werden aber der gestellten Aufgabe nur kaum gerecht. Es plagen sie Ängste und Sorgen, ob der eingeschlagene Weg auch der richtige ist. Entspannung wäre nötig, um für die Umsetzung der psychischen Impulse genügend Energie zur Verwirklichung aufbringen zu können. Nr. 2 Calcium phosphoricum ist für den Aufbau von körpereigenem Eiweiß genauso nötig wie zur Blutbildung. Blut wird nicht ohne Grund manchmal das »fließende Ich« genannt. Blutkörperchen bringen nicht nur Sauerstoff in jede Zelle, sie bringen auch das Licht des Schöpfers an jeden Ort des Körpers.

Ein Mangel an Nr. 2 Calcium phosphoricum ist häufig bei Personen festzustellen, die sich intensiv oder krampfhaft

um die innere Führung bemühen – oder sie ablehnen. Ihr Lernziel ist es, die innere Führung zuzulassen.
Wird die Aufgabe mit Gewalt umgesetzt, neigen Personen mit einem Mangel an Nr. 2 Calcium phosphoricum zu Verkrampfungen – ähnlich einem Schützen, der zu lange seinen Bogen spannt und schließlich das Ziel verfehlt.

Psychische Merkmale

Die typischen psychischen Erscheinungen bei Calcium-phosphoricum-Mangel sind neben fehlender Warmherzigkeit, Verzagtheit und Aggressivität auch Ein- und Durchschlafstörungen sowie das typische Pubertätsverhalten. Der ausgeprägte Calcium-phosphoricum-Typ ist kontaktarm und nervlich leicht erregbar.

Chakrenzuordnung

Da Nr. 2 Calcium phosphoricum der wichtigste Baustoff für den gesamten Knochenaufbau sowie das Blut ist, ist es zum überwiegenden Teil auf der organischen Ebene dem Wurzelchakra zuzuordnen. Der seelische Aspekt »ins Vertrauen gehen« wird ebenfalls mit diesem Chakra in Zusammenhang gebracht.

Äußere Kennzeichen

Der Bedarf an Nr. 2 Calcium phosphoricum D6 zeigt sich in Form einer wachsweißen Farbe. Besonders gut ist diese direkt vor dem Ohr zu sehen. Bei ausgeprägtem Bedarf zeigt sich die Farbe quer an der unteren Stirn von der Nasenwurzel bis unter die Augenbrauen. Am Hals erscheint vor dem Kehlkopf ein heller Fleck. Auch die Ohren können eine wachsweiße Färbung annehmen.

Körperliche Merkmale

Nr. 2 Calcium phosphoricum D6 ist Hauptbestandteil der Knochensubstanz und der Zähne. Dieses Funktionssalz ist ein sehr bedeutendes Mineral für den Knochenbau, ferner ein wichtiges Mittel zur Blut-, Eiweiß- und Zellbildung. Zusammen mit Nr. 1 Calcium fluoratum D12 ist es das Hauptmittel gegen Osteoporose. Auch die Schilddrüse reagiert auf Calcium phosphoricum D6.
Darüber hinaus stärkt Calcium phosphoricum D6 die Nerven und wirkt bei lange anhaltender Verkrampfung entspannend. Aufgrund dieser nervenstärkenden Wirkung kann es bei Schlafstörungen, Wetterempfindlichkeit, nervösen Schweißausbrüchen und Herzbeschwerden, schnellem Pulsschlag, Kribbeln oder Taubheitsgefühl in den Gliedmaßen eingesetzt werden.
Nr. 2 Calcium phosphoricum D6 fördert die Konzentrationsfähigkeit und beschleunigt die Rekonvaleszenz. Es hilft bei Stresskopfschmerz und rascher Ermüdbarkeit.

Der zusätzliche Einsatz der Salbe hat sich bei Skoliose, Muskelschmerzen, Hexenschuss und Ischialgie bewährt. Ist der Bedarf an Calcium phosphoricum sehr hoch, wird kein Eiweiß mehr verarbeitet. Es kommt zur Ausflockung von Eiweiß und zur Einlagerung ins Gewebe.

Auch im Bereich der Allergien kommt dieses Schüßlersalz zum Einsatz. Calcium phosphoricum kann bei Milch- und Eiweißallergien positive Wirkungen entfalten. Sollten Sie an Allergien leiden, ist auf Weizen- und Kuhmilchprodukte zu verzichten, ebenso sollte der Genuss von tierischen Eiweißen auf eine Sorte pro Mahlzeit reduziert werden. Weizen und Kuhmilch stellen neben Zucker die drei Grundallergene dar, auf die in der Regel alle anderen Allergien aufbauen.

Je nach Beschwerden variiert die Einnahmedauer. Sie sollte jedoch nicht unter acht Wochen angesetzt werden, mit mindestens zwölf bis 15 Pastillen täglich.

Besonderheiten

Bei einer ausgeprägten Mangelsituation entwickelt sich Heißhunger auf Fleisch, Fisch, Gewürze und Pommes frites. Nach dem Genuss von Wasser bleibt ein bitterer Geschmack. Ruhe, Wärme und Trockenheit verbessern den Zustand.

Calcium-phosphoricum-Mangel entsteht allgemein bei Erkrankungen, die mit Wachstumsschüben zusammentreffen, und bei starker nervlicher Beanspruchung. Vor allem in der Schwangerschaft und Stillzeit sollte dieses

Salz nicht fehlen. Tabak- und Kaffeegenuss erhöhen ebenfalls den Bedarf.

Nr. 3 Ferrum phosphoricum D12

Wirkung auf der seelischen Ebene

THEMA: *Richte deine Aufmerksamkeit auf alltägliche Situationen. Konzentriere dich auf das, was jetzt gerade ist.*

Patienten mit hohem Ferrum-phosphoricum-Mangel neigen zur Selbstentzündung. Es sind hitzige Gemüter, die jedoch diese Hitze nicht nach außen dringen lassen, damit sie niemanden verletzen. Die Hitze richtet sich also gegen den eigenen Organismus. Das Blut kocht, und es gibt kein Ventil. Werden die akuten Probleme nicht bearbeitet, sind diese Menschen anfällig für Krankheiten. Was nicht ausgesprochen wird, entzündet sich – im Volksmund hat man einen »dicken Hals« (Mandelentzündung, Halsentzündung). Das gilt insbesondere im Alltagsgeschehen. Man »ent-rüstet« sich über eine Nachricht, beispielsweise aus den Medien, und schwächt dadurch das eigene Immunsystem. Ungehindert werden Einflüsse von außen aufgenommen. Oft bemerken wir zu spät, dass wir uns dadurch schwächen.

Hier steht die Aufgabe an, einen wirksamen Filter für diese Einflüsse zu schaffen. Eisen (Ferrum) ist auch ein

Schutz vor Giften und Attacken des Alltags. Da dieser Schutz jedoch nie komplett sein kann, macht uns die verbleibende Durchlässigkeit erreichbar, aber eben auch verwundbar.
Die Chance einer Krankheit liegt in der Erkenntnis, die sie uns über das Krankheitsgeschehen ermöglicht. Doch statt für Abschirmung und Ruhe zu sorgen, lassen wir z B. Fernseh-, Radio- und Videogeräte laufen. Wir nehmen uns damit die Möglichkeit zur Besinnung. Schmerz bietet eine ähnliche Chance der Bestandsaufnahme des derzeitigen emotionalen und seelischen Zustands. Er will uns dazu bringen, uns auf unser Inneres zu konzentrieren. Die Ursache für solche »Ferrum-Schmerzen« ist innerhalb der letzten fünf bis sieben Tage zu suchen. Es handelt sich also um ein sehr akutes Geschehen. Haben Sie erkannt, was Sie entzündet und den Schutzwall durchbrochen hat, ist die Heilung bereits beschleunigt.

Psychische Merkmale

Personen mit einem Mangel an Nr. 3 Ferrum phosphoricum zeigen häufig Konzentrationsschwäche, geringe Widerstandskraft und Ängstlichkeit. Werden subjektiv gesehen die Rechte des Betroffenen verletzt, kann er zornig und gewalttätig werden. Er neigt zu Widerspruch, besonders gegenüber Autoritäten. Oft fehlt es ihm jedoch an Standhaftigkeit und Durchsetzungskraft.

Chakrenzuordnung

Auf der körperlichen Ebene finden wir bei Nr. 3 Ferrum phosphoricum D12 den Bezug zum Blut und damit zum 4. Chakra. Das Mineral wirkt blutbildend und bluterhaltend, und außerdem ist es als Salz in der ersten Entzündungsphase für die Abwehr zuständig. Fieber kann als Symptom auftreten. Dies zeigt den Bezug zum Herzchakra, dem ebenfalls das Immunsystem zugeordnet ist.

Äußere Kennzeichen

Wenn Sie seitlich von der Schläfe her an den Augen vorbei den Zeigefinger mit der Fingerkuppe an die Nasenwurzel legen, zeigen Sie genau auf den Bereich, wo sich der Bedarf an Nr. 3 Ferrum phosphoricum D12 als Schatten darstellt. Bei akutem Bedarf sind hellrote Fieberbäckchen zu sehen. In diesem Fall sollten Sie alle fünf Minuten eine Pastille im Mund zergehen lassen, bis die akuten Symptome verschwunden sind. Zeigen sich hingegen bläulich schwarze Schatten an der Nasenwurzel, sind zwölf bis 15 Pastillen pro Tag die richtige Dosis.

Körperliche Merkmale

Ferrum dient auch der erhöhten Aufnahme von Sauerstoff und damit verbunden einer verbesserten Atmung. Die Atmung ist der wichtigste Bestandteil unseres Seins. Wir kommen zwar lange ohne Trinken und noch länger ohne Essen, jedoch nur drei Minuten ohne Atmung aus. Spätestens dann setzen nicht reversible Störungen im Gehirn ein. Prinzipiell sollte man auf eine tiefe, regelmäßige Atmung achten. Dadurch verbessert sich die Lebens- und Abwehrkraft.

Nr. 3 Ferrum phosphoricum D12 ist das »Erste-Hilfe-Mittel« unter den Schüßlersalzen. Es wird bei Fieber, Wunden, Blutungen aller Art sowie Entzündungen im akuten Stadium eingesetzt.

Ferrum phosphoricum wird zwar in jeder Zelle benötigt, vorrangig jedoch in den roten Blutkörperchen. Ferrum ist erforderlich, um die Aktivierung von Sauerstoff für die Verbrennungsvorgänge in den Zellen zu unterstützen. Ferner verbessert es den Transport aller im Körper befindlichen Stoffe.

Eine Entzündung, pochender Schmerz und dunkelrotes Blut sind sichere Zeichen, dass dem Körper zu wenig Ferrum phosphoricum zur Verfügung steht. Weitere Einsatzbereiche sind Steigerung der körperlichen Leistungsfähigkeit, infektiöse Kinderkrankheiten im Anfangsstadium, Fieber bis 38,5 Grad Celsius, Sonnenunverträglichkeit, Sonnenbrand, Verbrennungen (in Verbindung mit Nr. 8), Verstauchung, allgemeine Schwächezustände, Schlaflosigkeit durch Übermüdung, chronische Müdigkeit, Muskelkater, Inkontinenz, hellrote Menstruationsblutungen, Anämie und Schwangerschaft.

Im akuten Fall wird alle fünf Minuten eine Pastille genommen. Sollten Sie keine Beschwerden haben, sich jedoch die Schatten an den Augenwinkeln zeigen, nehmen Sie zehn bis zwölf Pastillen täglich.

Besonderheiten

Saures Aufstoßen, unverdaute Speisereste im Stuhl sowie Abneigung gegen Fleisch und Milch sind Zeichen für den akuten Bedarf an Nr. 3 Ferrum phosphoricum D12. Die Beschwerden sind überwiegend rechts.
Eine Anfälligkeit für Krankheiten, die durch Ferrum-phosphoricum-Mangel verursacht werden, wird durch Kälte, Stress, häufigen Genuss von den Stoffwechsel anregenden Stoffen, wie Rotwein, Zucker, Kaffee, Kakaoprodukte und schwarzer Tee, sowie den Kontakt mit Schwermetallen begünstigt.

Nr. 4 Kalium chloratum D6

Wirkung auf der seelischen Ebene

THEMA: *Prüfe, welche Störungen in der Umwelt durch dich verursacht werden.*
Patienten mit hohem Mangel an Nr. 4 Kalium chloratum haben sich vermeintliche Schutzmechanismen aufgebaut, die jedoch nicht als solche funktionieren. Sie behindern den Lebensfluss – das Leben schleppt sich zäh dahin. So bestimmen Aussagen wie »Ich habe die Nase voll«, »Das will ich nicht hören« oder »Das schnürt mir die Luft ab« bei einem Mangel an Nr. 4 Kalium chloratum das Lebensgefühl. Die Ursachen werden in der Außenwelt gesucht.

Entweder sind Eltern, Lehrer, Kollegen oder Vorgesetzte daran schuld, oder – wenn sich keine Personen finden – es werden Durchzug, Wetterwechsel oder z. B. die Möbel für das persönliche Missgefühl verantwortlich gemacht. Die Lösung der Schwierigkeiten wird ebenfalls in äußeren Umständen gesucht. Es wird erwartet, dass sich die Umwelt ändert, damit aus dem eigenen »Nase voll« ein »Nase frei« wird. Jedoch führt dieser Ansatz zu keiner Situationsverbesserung, da man selber für Änderungen bereit sein muss. Die Aufgabe besteht also im Loslassen alter Gedankenmuster – und nicht darin, andere für den Verlauf der Vergangenheit verantwortlich zu machen. Der Kalium-chloratum-Typ lässt sich von seinen Gefühlen beherrschen und muss auch hieran arbeiten.
Personen mit einem Mangel an Nr. 4 Kalium chloratum sind gute Berater. Sie sehen oder spüren genau, was dem anderen fehlt, nur bei sich selbst schauen sie nicht hin. Gerät man bei Kalium-chloratum-Mangel zu sehr unter Druck, kann Durchfall entstehen. Es wird alles losgelassen – allerdings in einer aufzehrenden Art, was durch den Flüssigkeits- und Elektrolytverlust deutlich wird. Damit jedoch die Problematik nicht »verloren« geht, schwillt oft eine Drüse an. Das Organ ist aufgeblasen, hält fest. Ein Anschwellen der Schilddrüse steht z. B. für Zweifel oder ein Festhalten am Zweifel. Man kann davon ausgehen, dass das Organ des Körpers, das auf den Kalium-chloratum-Mangel reagiert, entsprechend der Organsprache einen Hinweis auf die zugrunde liegende Problematik gibt.

Psychische Merkmale

Die psychischen Merkmale bei Kalium-chloratum-Mangel sind Reizbarkeit, Nervosität, Unzufriedenheit, Gleichgültigkeit, Trägheit und Mutlosigkeit. Betroffene neigen zu übersteigerten Erwartungen und unerklärlichen Ängsten, die sich als Hypochondrie (»Der eingebildete Kranke«) äußern können. In persönlichen Krisenzeiten verweigern sie die Nahrungsaufnahme.

Chakrenzuordnung

Nr. 4 Kalium chloratum D6 kann auf der organischen Ebene überwiegend dem Wurzelchakra zugeordnet werden. Der Schwerpunkt liegt bei der Ausscheidung von Giften und Schlacken. Im körperlichen Bereich gibt es jedoch auch Aspekte des Solarplexus- und des Kronenchakras. Das Solarplexuschakra liegt zugrunde, wenn es sich um eine Störung an den Schleimhäuten handelt, das Kronenchakra ist betroffen, wenn sich die Beschwerden auf die Nerven oder das Gehirn beziehen. Somit ist Nr. 4 Kalium chloratum D6 ein wichtiges, viele Aspekte berührendes Salz.

Äußere Kennzeichen

Bei hohem Bedarf sind das Munddreieck (Nase bis Kinn) und die Augen bläulich weiß verfärbt. Die Farbe erinnert

an Magerquark. Gerötete Lidränder kommen ebenfalls häufig vor.
Ziehen sich beim Sprechen weiße Fäden in den Mundwinkeln, bilden sich weiche Fettablagerungen (Lipome) unter der Haut oder in den Skleren (das Weiße des Augapfels) oder finden sich kleine »Grießkörnchen« unter den Augen, dann muss man auf einen Kalium-chloratum-Mangel schließen. Der Mund ist wie mit Lipliner weiß umrandet.

Körperliche Merkmale

Nr. 4 Kalium chloratum D6 kommt in nahezu jeder Zelle vor. Dieses Funktionssalz ist wasserlöslich und in der Lage, Gift aus dem Gewebe zu lösen. Es hilft bei der Entgiftung von Narkosemitteln, Impfstoffen und Arzneien. Kalium chloratum bildet einen Faserstoff im Körper, der die Gifte ummantelt und zur Ausscheidung bringt. Bei der Ausscheidung von Faserstoff liegt bereits ein Mangel dieses Salzes vor.
Ferner unterstützt Kalium chloratum die Fließgeschwindigkeit des Blutes. Wurde vermehrt Faserstoff ausgeschieden, wird das Blut schwärzlich und dickflüssig. Die Adern treten schwärzlich hervor. Ist ausreichend Nr. 4 Kalium chloratum D6 vorhanden, wird der Faserstoff wieder in die Schleimhäute eingebunden und das Blut dünnflüssiger.
Kalium dient als Betriebsstoff der Drüsen und ist ein wichtiges Entgiftungsmittel. Ferner kommt diesem Biomineral durch den Bezug zu den Drüsen eine wichtige Rolle bei der Kohlenhydratverwertung zu.

Kalium chloratum findet seine Anwendung unter anderem in der zweiten Entzündungsphase, wenn die Schleimproduktion einsetzt. Ebenso bei allen Beschwerden, die mit Schwellungen einhergehen, die Schleimhäute betreffen (Hals, Nase, Lunge, Darm, Magen, Niere, Prostata, Gebärmutter usw.), bei Drüsenentzündungen, zur Ausleitung von Giften, Sehnenscheidenentzündung, Kinderkrankheiten, Schwerhörigkeit, Vitiligo (Weißfleckkrankheit) und Couperose (Gesichtsäderchen). Es fördert den Milchfluss beim Stillen. Eine Einnahme von zwölf bis 15 Pastillen täglich ist angebracht. Im Falle einer Entzündung nehmen Sie alle zehn Minuten eine Pastille im Wechsel mit Nr. 3 Ferrum phosphoricum D12.

Besonderheiten

Beschwerden, die im Zusammenhang mit Nr. 4 Kalium chloratum D6 stehen, werden vor allem bei Bewegung wahrgenommen. Zudem verstärkt der regelmäßige Genuss von Milchprodukten und Alkohol den Mangel an Kalium chloratum. Zu den »stillen Verbrauchern« zählt unter anderem der Elektrosmog, der durch die zunehmende elektromagnetische Strahlung in der Umwelt verursacht wird. Der Genuss von fetten, stark gewürzten Speisen oder Gebackenem verstärkt die Beschwerden. Sollten Sie, wenn Sie Hunger haben, aggressiv reagieren und zu Schwäche neigen, ist das ebenfalls ein Zeichen für den Bedarf an diesem Biomineral.

Nr. 5 Kalium phosphoricum D6

Wirkung auf der seelischen Ebene

THEMA: *Erkenne die Auswirkungen deiner Gedanken. Behalte die Kontrolle über deine Gedanken.*

Nr. 5 Kalium phosphoricum bildet den Betriebsstoff für unser Gehirn, sorgt für Licht und Freude und fördert gute Gedanken. Gedanken formen nicht nur den Geist, sondern auch den Körper. Wenn man sich den ganzen Tag über positiven Gedanken hingibt, dann sind alle Zellen, die sich an diesem Tag bilden, mit positiver Energie angereichert. Eine Zelle lebt durchschnittlich sieben Jahre im Körper. Wird die Entstehung einer Zelle von guten Gedanken begleitet, so wirkt sich das über einen langen Zeitraum aus.

Sorgenvolle Gedanken abzustellen ist nicht einfach. Doch kann man, ähnlich wie bei der Wahl eines Radiosenders, bewusst entscheiden, welche Gedanken im Vordergrund stehen sollen. Der Kalium-phosphoricum-Typ ist fürsorglich und sorgt sich immer um das Wohl seiner Lieben. Er entwickelt ein gedankliches Konzept, wie das Leben der anderen zu laufen hat, und sucht ständig nach Lösungen, wie dieses Konzept perfekt zu verwirklichen ist.

Menschen mit Kalium-phosphoricum-Mangel lassen häufig die Gedanken anderer ungefiltert zu. Sie erkennen nicht, welche Eigenverantwortung sie bei der Wahl ihrer Gedanken haben. Ihre Aufgabe ist es, stärker auf Einflüsse von außen auf der gedanklichen Ebene zu achten. Die

Veränderung der Wahrnehmung bedarf der Kraft der Liebe, die über allem steht.
Patienten mit hohem Mangel an Nr. 5 Kalium phosphoricum empfinden sich als energiearm - ihre Batterie ist leer. Sie sind überfordert, weil sie zum einen versuchen, ihren perfektionistischen Ambitionen im Hinblick auf sich selbst gerecht zu werden, und zum anderen, weil sie alte Probleme nicht an die Oberfläche kommen lassen. Das erfordert Kraft. Manche ihrer Problemstellungen sind jedoch schon so alt, dass sie geradezu einen üblen Geruch verbreiten.

Psychische Merkmale

Schlaflosigkeit, Müdigkeit während des Tages, Platzangst, Gereiztheit, Nervosität und Gedächtnisschwäche können Zeichen eines Kalium-phosphoricum-Mangels sein. Andere Anzeichen sind Stimmungsschwankungen, Melancholie oder ständige Sorgen um Familie, Beruf und Zukunft. Betroffene leiden unter einer traurigen Grundstimmung und sehnen sich nach Trost.

Chakrenzuordnung

Nr. 5 Kalium phosphoricum D6 wird auf der organischen Ebene dem Kronen- und Stirnchakra zugeordnet, da es intensiv auf alle Funktionen des Gehirns wirkt. Ein Mangel setzt die körperlichen, geistigen und seelischen Fähigkeiten herab. Ebenso wirkt es auf die Nerven, die sich durch den ganzen Körper ziehen und zum Kronenchakra gehören.

Äußere Kennzeichen

Der Mangel an Nr. 5 Kalium phosphoricum D6 zeigt sich im Gesicht als Grauschleier. Handelt es sich um eine kurzfristige Bedarfssituation, ist der Bereich zwischen Nase und Oberlippe grau. Ist der Mangel weiter fortgeschritten, sieht man den Grauton um den Mund, an den äußeren Augenwinkeln sowie an den Schläfen. Der Gesamteindruck ist ausgebrannt und apathisch. Kalium phosphoricum sollte so lange eingenommen werden, bis der Grauton aus dem Gesicht verschwindet.

Körperliche Merkmale

»Kalium statt Valium« heißt es bei den Anhängern der Schüßlersalze. Nr. 5 Kalium phosphoricum wird in der Schüßler'schen Biochemie unter anderem als Antidepressivum beschrieben. Es kommt in Nerven, Gehirn, Blut und Muskelzellen vor. Es ist der Treibstoff der Mitochondrien, die für die Produktion der Stoffwechselenzyme zuständig sind. Ohne Kalium erschöpft sich die Energie in der Zelle. In Verbindung mit Fettsäuren und Eiweiß bildet es das für die Gehirnzelle so wichtige Lecithin. In Verbindung mit Nr. 8 Natrium chloratum D6, das für den Flüssigkeitsausgleich zuständig ist, stellt es die Grundlage zur Säfteneubildung dar. Kalium phosphoricum sorgt außerdem für die Aufrechterhaltung des Ruhepotenzials in den Nervenzellen. Mangelerscheinungen kündigen sich immer dann an, wenn man sich über seine Kraftreserven hinaus verausgabt hat.

Nr. 5 Kalium phosphoricum D6 wirkt auch antiseptisch. Ermüdungsgifte und Fäulnisprodukte werden unschädlich gemacht. Daher ist es auch ein wichtiges Salz bei zersetzenden Prozessen, wie Fieber über 38,5 Grad Celsius (oral gemessen), Lähmungserscheinungen, Parodontose, Mundgeruch, Muskelschwäche, -schwund, niedrigem Blutdruck, Blutvergiftung, zehrenden Sportarten, kaum stillbaren Hungergefühlen ohne Appetit oder Krebs.

Anhaltender Kaliummangel bewirkt einen Rückgang des Gewebes. Es kann zu Muskelschwund, Schwäche- und Lähmungserscheinungen kommen.

Kalium phosphoricum ist ein Salz, dessen Mangel relativ schnell behoben werden kann. Sollten Sie das typische Grau an der Oberlippe bei sich entdecken, nehmen Sie 15 bis 20 Pastillen täglich ein. In chronischen Fällen sind zehn bis zwölf Pastillen die richtige Dosierung, bis Sie sich deutlich besser fühlen. Bei einem ausgeprägten Mangel kann das einige Monate dauern.

Besonderheiten

Schmerzen und Beschwerden werden zu Beginn der Bewegung schlimmer. Ruhe, Wärme und Essen lindern die

Beschwerden. Betroffene suchen Gesellschaft, da sie den Eindruck haben, dass es ihnen dann besser geht. Haben Sie bereits kurze Zeit nach dem Essen wieder Hunger, fehlt Ihnen Nr. 5 Kalium phosphoricum. Auch Zahnfleischbluten ist ein deutlicher Hinweis auf einen Mangel. Da jeder Gedanke bzw. das Festhalten daran Nr. 5 Kalium phosphoricum verbraucht, bewirkt ständiges Grübeln Kalium-phosphoricum-Mangel.

Nr. 6 Kalium sulfuricum D6

Wirkung auf der seelischen Ebene

THEMA: *Verzeihe und lass los, um Neuem Platz zu machen. Lebe in der Gegenwart.*
Patienten mit hohem Mangel an Nr. 6 Kalium sulfuricum fühlen sich in ihrer Ehre verletzt. Weil sie sich angegriffen fühlen, haben sie zur Zeit des Mangels keinen klaren Überblick. Oft fehlt es an Selbstvertrauen. Der Ursprung dieser Themen liegt allerdings lange zurück. Das Festhalten an den alten Problemen kostet viel Kraft. Sie haben daher den Wunsch, versorgt zu werden, lassen dabei jedoch nichts an sich heran und geben auch nichts ab.
Alte Probleme resultieren häufig aus Kindheitserlebnissen. Unglückselige Erfahrungen verursachen meist seelische Schmerzen und werden daher gerne verdrängt. Die Schuld wird auch bei einem Kalium-sulfuricum-Mangel

bei den anderen gesucht, doch im Gegensatz zur seelischen Wirkung bei fehlendem Kalium chloratum liegen die Konflikte hier sehr lange zurück. Solange aber davon ausgegangen wird, dass der erste Schritt zur Klärung vom »Schuldigen« getan werden muss, ist eine Aufarbeitung der Thematik nicht möglich. Hilfreich ist es hier, sich die Situation noch einmal wie auf einer Leinwand aus der Distanz anzusehen und so neutral wie möglich zu erleben. Die eigenen Anteile bei der Entstehung der Situation sind dann deutlicher zu erkennen, und es lässt sich leichter eine konstruktive Lösung finden.

Erwachsene haben größere Schwierigkeiten, die Erkenntnis, die sie während einer Krankheit gewonnen haben, in die Tat umzusetzen. Sie erholen sich oft langsamer von Erkrankungen, was sich z. B. in schweren Beinen und Armen äußert. Jeder Schritt gelingt nur mit Mühe. Das Rezept für eine gute Versorgung mit Nr. 6 Kalium sulfuricum lautet: »Lebe leicht, lass die Verletzungen der Vergangenheit los und halte an dem Erfreulichen fest.« Fragen Sie sich jeden Abend: »Was hat mich innerlich bewegt? Was möchte ich mit in den neuen Tag nehmen?« Erkennen Sie Ihren Anteil und lassen Sie ihn dann wie eine Wolke am Himmel vorbeiziehen. Dadurch erreichen Sie eine sofortige Verarbeitung und schaffen Raum für neue Erfahrungen.

Psychische Merkmale

Der Mangel an Nr. 6 Kalium sulfuricum zeigt sich auf der psychischen Ebene durch mangelndes Selbstvertrauen, ängstliche Stimmung, Fallträume, langsames Denken oder passives Verhalten. Alle Merkmale können zusätzlich mit Traurigkeit einhergehen.

Chakrenzuordnung

Nr. 6 Kalium sulfuricum D6 ist auf der organischen Ebene dem Solarplexuschakra zuzuordnen. Der Hauptbezugspunkt ist die Funktion der Leber und Bauchspeicheldrüse sowie des Verdauungssystems. Durch die Stoffwechselbeschleunigung und Neubildung der Muskelzellen ist ebenfalls das 3. Chakra betroffen.

Äußere Kennzeichen

Als Zeichen für einen Bedarf an Nr. 6 Kalium sulfuricum D6 zeigen sich braune Veränderungen auf der Haut. Dazu gehören nicht nur braune Ringe um die Augen, sondern auch Leberflecken, Sommersprossen und Pigmentstörungen. Häufig ist der Bereich um Nase und Mund bei dem erhöhten Bedarf von Nr. 6 Kalium sulfuricum D6 bräunlich bis ocker gefärbt.

Nr. 6 Kalium sulfuricum D6 ist ein wichtiges Funktionsmittel für Leber, Galle und Bauchspeicheldrüse und versorgt auch die Zellen mit Sauerstoff. Es aktiviert den Stoffwechsel und sorgt für die Sauerstoffübertragung ins Innere der Zellen. Somit wird die Funktion von Nr. 3 Ferrum phosphoricum D12 fortgeführt, das den Sauerstoff bis zur Zelle transportiert. Durch den Sulfuricumanteil ergibt sich eine weitere Aufgabe, nämlich die Ausscheidung von Giften und Krankheitsstoffen durch die Ober- und Schleimhaut.

Kalium sulfuricum ist das Mittel der dritten Entzündungsphase. In dieser Phase einer Erkrankung kommt es zu Abschuppungen der Haut oder honiggelben Ausscheidungen.

Da sich eine Störung der Leber durch Müdigkeit und ein starkes Bedürfnis nach frischer Luft zeigt, gehören diese Beschwerden zu den deutlichsten Zeichen eines Mangels an Kalium sulfuricum. Weitere Zeichen sind: Pigmentstörungen, klebrige Abschuppungen der Haut, Reizdarm, Pilzbefall des Darms (zeigt sich häufig äußerlich als Fuß- oder Nagelpilz), Neigung zu Muskelkater, Druck und Völlegefühl im Oberbauch, morgendliche Müdigkeit und Zerschlagenheit (Morgenmuffel), chronische Erkrankungen, Psoriasis (Schuppenflechte), Hautjucken ohne erkennbaren Grund. Feuchtigkeit wird schlecht vertragen. Der Bedarf an diesem Nährsalz ist hoch, daher füllen sich die Speicher nur langsam auf. Zehn bis 15 Pastillen täglich über einen längeren Zeitraum sind hier die richtige Dosierung.

Besonderheiten

Die Beschwerden wandern und nehmen gegen Abend deutlich zu. Ein starkes Bedürfnis nach frischer Luft zeigt den akuten Bedarf. Auffällig ist auch das Fehlen des Durstgefühls. Der häufige Genuss von Kaffee und Zigaretten fördert den Mangel an Nr. 6 Kalium sulfuricum.

Nr. 7 Magnesium phosphoricum D6

Wirkung auf der seelischen Ebene

THEMA: *Wo zwinge ich mich in eine Rolle, um anderen zu gefallen? Wo ersticke ich im Alltag und gebe meinen Seelenimpulsen nicht genug Raum zur Entfaltung?*
Patienten mit hohem Magnesium-phosphoricum-Mangel stehen unter Druck. Sie sind gefordert und verkrampfen, da sie sich nicht sicher sind, ob sie der Herausforderung standhalten werden. Unser größter Druck im Alltagsgeschehen ist der, unserer Rolle gerecht zu werden. Ein sichtbares Zeichen dafür ist das Erröten: Schamgefühl und Verlegenheit treten hier nach außen. Der Mensch ist in diesem Moment nicht in der Lage, die inneren Emotionen umzusetzen. Er schaltet quasi die Ampel »auf Rot«. Jetzt wäre etwas Zeit vonnöten, um die Eindrücke zu verarbeiten. Hilfreich bei der Verwandlung der starken seelischen Impulse in Energie ist Nr. 7 Magnesium phosphoricum.

Oft spielen auch Minderwertigkeitsgefühle eine Rolle. Der Betroffene macht sich viele Gedanken, wie er bei den Mitmenschen ankommt, und orientiert sich an seiner Außenwelt.
Treten Magnesium-phosphoricum-indizierte Schmerzattacken auf, ist der Mensch gezwungen, nach innen zu sehen, da die Art der Schmerzen oft nichts anderes mehr zulässt.
Bei einem Mangel ist die unwillkürliche Tätigkeit der Organe gestört, doch die Zufuhr von Nr. 7 Magnesium phosphoricum ermöglicht den Ausgleich der Kräfte über das Vegetativum. Da der Körper der Seele folgt, wirken sich Gemütszustände wie Fröhlichkeit, Apathie, Wut und Freude auch auf organische Funktionen aus.
Nr. 7 Magnesium phosphoricum ist das geeignete Mineral, um eine Verbindung zwischen Körper und Geist herzustellen.

Psychische Merkmale

Die psychischen Auswirkungen eines Mangels an Nr. 7 Magnesium phosphoricum können Verdrießlichkeit, Eigensinnigkeit und Stimmungsschwankungen sein. Auch Lebensangst, Furcht und Neurosen werden zu den Auswirkungen dieses Mineralmangels gezählt. Betroffene können auch intensiv vom Verlust einer geliebten Person träumen.

Chakrenzuordnung

Auch Nr. 7 Magnesium phosphoricum D6 ist auf der organischen Ebene ein Salz, das der Wiederherstellung des Gleichgewichts im Solarplexuschakra dient. Das vegetative Nervensystem sowie Muskulatur und Gewebe werden mit Schmerzlinderung und Entkrampfung besonders angesprochen. Gleiches gilt für Stoffwechselfunktionen und Verdauung.
Das Herzchakra spricht gleichfalls auf Magnesium phosphoricum an. Es reguliert die Hypophyse, die als Steuerungsdrüse aller folgenden Drüsen anzusehen ist.

Äußere Kennzeichen

Der Mangel an Nr. 7 Magnesium phosphoricum D6 ist im Gesicht leicht erkennbar. Erröten und hektische Flecken sind die unübersehbaren äußeren Signale. Tiefrote Ohren deuten ebenfalls auf den Bedarf an Magnesium phosphoricum hin.

Körperliche Merkmale

Im Körper sind etwa 250 Gramm Magnesium phosphoricum eingelagert, ein Großteil in festen Substanzen wie in Knochen, Knorpeln und Zähnen. Ein weitaus kleinerer Teil ist in Blut, Muskeln, Drüsen, Nerven und Zellen gelöst.

Nr. 7 Magnesium phosphoricum D6 ist das Akutschmerzmittel unter den Biomineralien. Es ist maßgeblich an der Steuerung des vegetativen Nervensystems beteiligt und wird von den unwillkürlichen Muskeln (Muskeln, die nicht unserem Willen unterliegen, wie Darmmuskulatur, Herz, Gebärmutter, Gefäße) als Funktionsmittel benötigt. Bei jeder Form des plötzlich einschießenden Schmerzes (z. B. Migräne, Wadenkrämpfe, Menstruationsbeschwerden, Koliken, Blähungen) kann zur bewährten »heißen 7« gegriffen werden. Geben Sie hierzu 15 Pastillen Nr. 7 Magnesium phosphoricum D6 in ein halbes Glas kochendes Wasser und trinken Sie es so heiß wie möglich schluckweise aus. Sollten Sie nicht nach zehn Minuten beschwerdefrei sein, wiederholen Sie den Vorgang, bis die Beschwerden verschwunden sind. Meist reicht jedoch eine Einnahme aus. Magnesium phosphoricum reguliert die Verdauung, wirkt antiallergisch, cholesterinsenkend und antithrombotisch (hier zusammen mit Nr. 4 Kalium chloratum D6). Es findet seine Anwendung darüber hinaus bei Schilddrüsenfehlfunktionen, Kloßgefühl im Hals, wandernden Schmerzen, Wadenkrampf, Koliken, Verstopfung, Blähungen, Keuchhusten, Asthma, Klimakteriumsbeschwerden (wie z. B. aufsteigende Hitze), hohem Blutdruck sowie Herzenge und -stolpern. Zur Daueranwendung nehmen Sie zwölf bis 15 Pastillen täglich ein. Bei Schlafstörungen können Sie sich einen Schlafcocktail mischen. Geben Sie je 15 Pastillen Nr. 7 und Nr. 2 in eine Tasse und übergießen Sie sie mit kochendem Wasser. Mit einem Plastiklöffel umrühren und so heiß wie möglich trinken. Danach sollten Sie direkt ins Bett gehen.

Die »heiße 7« hat sich auch als Erkältungsmittel bewährt. Bereits im Frühstadium, wenn sich Frösteln und Unwohlsein einstellen, sollte sie eingenommen werden.

Besonderheiten

Die Beschwerden, die durch den erhöhten Bedarf an Nr. 7 Magnesium phosphoricum D6 auftreten, verlaufen meist entlang eines Nervs. Sie sind einschießend, blitzartig und wechseln häufig ihren Platz. Durch festen Druck und Wärme werden die Beschwerden gelindert.
Heißhunger auf Schokolade ist ein sicheres Zeichen für den akuten Bedarf an Nr. 7 Magnesium phosphoricum D6. Schokolade, Kaffee und Elektrosmog verstärken jedoch den Mangel an Nr. 7 Magnesium phosphoricum.

Nr. 8 Natrium chloratum D6

Wirkung auf der seelischen Ebene

THEMA: *Das Kräfteverhältnis von Geben und Nehmen ist auszugleichen.*
Die Wirkung von Nr. 8 Natrium chloratum auf das seelische Befinden ist am einfachsten mit einem Brunnen zu vergleichen, der weitergibt, was er bekommt. Ein Brunnen spendet Wasser, das ihm aus einer Quelle zufließt. Ist

die Quelle nicht sauber, kann der Brunnen kein sauberes Wasser weitergeben. Ist der Brunnen selbst verschmutzt, kann ebenfalls kein sauberes Wasser entnommen werden. Der Mangel an Nr. 8 Natrium chloratum zeigt ein Ungleichgewicht zwischen Geben und Nehmen an. Man sollte immer wieder für sich klären: Warum habe ich Angst, zu kurz zu kommen? Wo überziehe ich mein Kräftepotenzial? Bin ich bereit, den Energien, mit denen ich arbeiten möchte, auch ein reines Gefäß zu bieten?
Häufig ist ein hoher Natrium-chloratum-Mangel bei Suchtkranken (Alkohol, Nikotin etc.) zu beobachten. Diese Personen fühlen sich überflüssig und hoffen, durch ihre Suchtmittel zu spüren, dass sie noch leben. Ihnen fehlt die Würze des Lebens.

Psychische Merkmale

Auch bei einem Natrium-chloratum-Mangel findet man unter den psychischen Merkmalen Traurigkeit, vermischt mit Weinerlichkeit ohne Wunsch nach Trost und Verzagtheit. Die Betroffenen klagen über eine auffallende Tagesmüdigkeit, Mangel an Lebensfreude und Durchsetzungsvermögen. Probleme werden schlecht verarbeitet, und es besteht eine Neigung zu Albträumen, Hysterie oder Hypochondrie.

Chakrenzuordnung

Auf der körperlichen Ebene ist Natrium chloratum mit dem Sexualchakra verbunden. Das Hauptthema ist der Ausgleich der Körperflüssigkeiten. Alles soll zirkulierend im Fluss sein. Zwar ist Lymphe dem Wurzelchakra und Blut dem Herzchakra zugeordnet, jedoch stehen auch hier die Körperflüssigkeiten im Mittelpunkt, die zum 2. Chakra zählen.

Äußere Kennzeichen

Aufgedunsenheit mit Schwellungen im Gesicht, grobporige, unreine Haut und ein schleimiger Glanz um die Augen herum sind äußere Zeichen für den Bedarf an Nr. 8 Natrium chloratum D6. Auch gespannte, pralle Wangen, so genannte »Platzbäckchen«, und eine »feuchte Aussprache« gehören zu den Merkmalen der Mangelerscheinung.

Körperliche Merkmale

Natrium chloratum ist in allen Körperzellen und -flüssigkeiten enthalten. Etwa ein Drittel der Gesamtmenge findet man in Knochen und Knorpeln. Dieses Biomineral reguliert den Wasser- und den Wärmehaushalt im Körper. Jede Erscheinung von Flüssigkeitsmangel (z. B. trockene Augen) oder -überschuss (tränende Augen) ist ein Ergebnis des Natrium-chloratum-Mangels. Durch seine ent-

und bewässernden Eigenschaften schleust dieses Funktionssalz Wasser und Nährstoffe in die Zellen ein und Gifte aus den Zellen heraus. Geruchs- und Geschmacksverlust werden erfolgreich mit Natrium chloratum behandelt. Vor allem bei der Ausleitung metallischer Gifte wie Arsen und Rauch sowie von Giften, die z. B. durch Insektenstiche in den Körper gelangten, hat sich Nr. 8 Natrium chloratum D6 bewährt.

Es bindet Schleim und schützt damit die Schleimhäute. In allen schlecht durchbluteten Geweben (wie Sehnen, Bändern, Knorpeln und Knochen) sorgt Natrium chloratum für reibungslose Stoffwechselfunktionen. Es wird bei allen trockenen oder (über-)flüssigen Zuständen eingesetzt, so z. B. bei Fließ- oder Stockschnupfen, Heuschnupfen, trockener Haut und Schleimhaut, Lippen- und Zungenbläschen, Sonnenbrand und Verbrennungen, Kopfschuppen, brennenden, ätzenden Ausscheidungen, Knorpel- und Bandscheibenschäden, Gelenkgeräuschen, Ödemen (Wasseransammlungen, vor allem in Beinen oder Händen), Gelenkrheuma, hohem Blutdruck, Anämie (Blutarmut), juckenden oder ständig kalten Händen und Füßen, übermäßigem Schwitzen, Kälte- und Zugluftempfindlichkeit, Vergiftungen mit metallischen Giften, zur Nikotinentwöhnung und bei zu viel oder zu wenig Durst. Bei Erschöpfung durch geistige Arbeit sollte eine Kombination mit Nr. 5 Kalium phosphoricum D6 verabreicht werden, bei Verbrennungen mit Nr. 3 Ferrum phosphoricum D12.

Besonderheiten

Heißhunger auf Gesalzenes und Geröstetes ist ein deutliches Zeichen des akuten Bedarfs an Nr. 8 Natrium chloratum D6. Ist die Magensäurebildung gestört, besteht ein starkes Verlangen nach Milch, um die Säure abzupuffern. Schwermetallbelastungen (z. B. Amalgam), Abgasbelastungen durch langes Autofahren, besonders bei Staufahrten, längerer Aufenthalt an viel befahrenen Straßen sowie der Genuss von stark Gesalzenem oder Geröstetem erhöhen den Bedarf an Nr. 8 Natrium chloratum D6.

Nr. 9 Natrium phosphoricum D6

Wirkung auf der seelischen Ebene

THEMA: *Finde die Veränderung im richtigen Maß – so viel wie nötig, so wenig wie möglich.*

Der Mangel an Nr. 9 Natrium phosphoricum drückt einen Mangel an Sanftmut aus. Es ist das Salz der Balance. Emotionen, Aggressionen und dynamische Kräfte sind im richtigen Maß einzusetzen. Es geht darum, mit dem geringsten Aufwand ohne zerstörerischen Druck das gewünschte Ziel zu erreichen. Nr. 9 Natrium phosphoricum ist das Salz der natürlichen Autorität. Es wird durch die gelebte Dynamik, die den Menschen fordert, aber nicht überfordert, ausgedrückt. Wird diese Energie nicht richtig umgesetzt, schlägt sie in Wut um. Ein Mensch mit Natrium-phosphoricum-Mangel kann »stinksauer« werden (der Schweiß riecht sehr stark und unangenehm), da sich der Mut, etwas zu verändern, in Wut, es nicht erreicht zu haben, verwandelt hat. Oft stellt sich heraus, dass Choleriker unter dieser Mangelerscheinung leiden. Sie verschaffen sich Raum durch Fettleibigkeit oder Wutausbrüche, die die Mitmenschen auf Abstand halten. Gelingt dies nicht, dann wird der Raum mit Körperausdünstungen »behauptet«. Aggressionen sind nichts grundsätzlich Schlechtes, sie müssen nur im richtigen Maß und an der richtigen Stelle eingesetzt werden.

Psychische Merkmale

Durch den Säureüberschuss im Körper werden die Nerven daran gehindert, die Impulse ausreichend stark zu senden. Dadurch kommt es vermehrt zu Müdigkeit, Schwäche und Erschöpfung. Wie im Abschnitt der seelischen Ebene beschrieben, reagiert der Betroffene schnell sauer – er ärgert sich und wird aggressiv. Weitere psychische Merkmale des Mangels an Nr. 9 Natrium phosphoricum sind Minderwertigkeitsgefühle.

Chakrenzuordnung

Nr. 9 Natrium phosphoricum D6 ist im körperlichen Bereich sowohl dem Solarplexuschakra als auch dem Herzchakra zuzuordnen. Es hat viel mit saurer Solarplexusorganenergie zu tun. Besonders der Fettstoffwechsel und Säure-Basen-Haushalt stehen im Bezug zum Solarplexus, somit auch das »Sauersein«. Galle, Bauchspeicheldrüse und Magen-Darm-Trakt, die dem Solarplexuschakra zuzuordnen sind, werden stark von Nr. 9 beeinflusst. Trotzdem ist auch der Gasaustausch über Lunge und Herz nicht zu vergessen, vielleicht ist er sogar gleichwertig. Daher wird mit diesem Mineral auch das Herzchakra harmonisiert.

Äußere Kennzeichen

Die äußeren Kennzeichen sind, neben Fettleibigkeit, so genannte Fettbacken (kleine Ausbeulungen neben dem Kinn), Doppelkinn (durch lockeres Bindegewebe), fettige Haut, fettige Haare, gelb-rahmige Absonderungen, Hautunreinheiten (Pickel, Mitesser) und frühzeitiges Ergrauen der Kopfhaare. Schweiß und Absonderungen riechen sauer.

Nr. 9 Natrium phosphoricum D6 ist ein basisches Salz, das günstig auf den Stoffwechsel wirkt. Es bindet als alkalisches Salz und Neutralisationsmittel überschüssige Säure, die nicht nur über die Nahrung zugeführt wird, sondern die auch bei jeder Muskeltätigkeit in Form von Milchsäure entsteht. Es kommt in Nerven, Muskelzellen, Gehirn und Blutkörperchen vor. Die Milchsäure wird durch Natrium phosphoricum in Wasser und Kohlensäure zerlegt, welche über die Atmung ausgeschieden wird. So reguliert Natrium phosphoricum den Säure-Basen-Haushalt. Ist das Milieu zu sauer, greift es die Zellmembran an und zerstört die Zelle. Ferner fördert dieses Biomineral die Umwandlung der Harnsäure in Harnstoff, der über die Nieren leichter ausgeschieden werden kann.

Indem es die Verseifung der Fette begünstigt (bei der Fette im Blut in kleinere Partikel zerlegt werden), wirkt das Biomineral Nr. 9 günstig auf den Fettstoffwechsel und die Gefäße. Es entlastet die Lymphe, da es die Gerinnung von Eiweißen verhindert.

Natrium phosphoricum findet seinen Einsatz bei juckenden Ohren, Akne, Mitessern, Sodbrennen, saurem Aufstoßen, Magenschleimhautreizung, Lymphknotenschwellung, Gicht, Rheuma, Steinbildung (Niere, Blase, Galle), Neuralgien, Hexenschuss/Ischialgie und allgemeiner Übersäuerung. »Mückensehen« und stark wechselnde Sehkraft sind weitere Hinweise auf eine bestehende Übersäuerung.

Besonderheiten

Viele Dinge, die unseren »normalen« Lebenswandel ausmachen, kann man als Säurebildner bezeichnen: Sie sind in hohem Maße Natrium-phosphoricum-Räuber. Hier eine Aufzählung der häufigsten Lebensmittel, die als Säurebildner gelten: Alkohol, Kaffee, schwarzer Tee, Süßigkeiten, gemischte tierische Fette wie Fleisch, fetter Käse, Eier oder Fisch.
Beschwerden, die mit einem Mangel an Nr. 9 Natrium phosphoricum D6 einhergehen, sind durch dumpfen Schmerz, der periodisch auftritt, gekennzeichnet. Bewegung und körperliche Anstrengung verstärken die Beschwerden ebenso wie feuchte Witterung. Alles »Gesunde« wird abgelehnt.
Heißhunger auf Weißmehlspeisen, Süßwaren, Fastfood-Produkte sowie das Verlangen nach Alkohol und süßen Getränken (Limonaden, gesüßte Fruchtsäfte) sind deutliche Hinweise auf einen Bedarf an Nr. 9 Natrium phosphoricum D6.

Nr. 10 Natrium sulfuricum D6

Wirkung auf der seelischen Ebene

THEMA: *Ich lasse Altes los. Ich fördere aktiv meinen Wachstumsprozess.*

Auch im übertragenen Sinne ist Nr. 10 Natrium sulfuricum das Hauptausscheidungsmittel. Es sorgt bei der seelischen Entfaltung dafür, Überflüssiges und Belastendes loszulassen. Ebenso wie die aufgenommene körperliche Nahrung wird auch geistige Nahrung zerkleinert und verdaut und Überflüssiges wieder ausgeschieden. Hat man einen Entwicklungsschritt vollzogen, sollte man nicht ewig an dem Alten festhalten. Nach der Verdauung dieses Schrittes muss Überflüssiges ausgeschieden werden – neue Lebensräume eröffnen sich. Jedoch ist auch hier nicht zu verweilen. Das Leben und die Entwicklung gehen weiter. Die Erkenntnisse werden verarbeitet und als neuer Ausgangspunkt für weitere Schritte genommen. Sind diese Verhaltensweisen der gegenwärtigen Situation nicht dienlich, stehen neue Schritte an.
Natrium-sulfuricum-Mangel entsteht vor allem durch regelmäßigen Alkoholgenuss und reine Rohkosternährung. Menschengruppen mit diesen Lebensgewohnheiten haben ein gemeinsames Muster. Sie verdrängen, dass ihr Tun keine dauerhafte Lösung ist. Der Alkoholkonsument übersieht, dass Alkohol nicht die Bewältigung seiner Schwierigkeiten darstellt, reine Rohköstler lassen oft außer Acht, dass Rohkost allein nicht für jeden eine gesunde Ernährung ist. Aber sie versuchen, alle mit dieser fantastischen Ernährungsweise zu missionieren.
Patienten, die einen hohen Mangel an Nr. 10 Natrium sulfuricum aufweisen, zeigen wenig Bereitschaft zur Erneuerung. Man kann mit ihnen über ihre Schwierigkeiten reden, sie verstehen auch, was man ihnen sagt, jedoch setzen sie es nicht in der Konsequenz um. Sie fahren so-

zusagen ihren Müll immer im Kreis und kommen nicht zu einer tatsächlichen Reinigung. Es steht also die Aufgabe an, Dogmen und Prinzipien zu überprüfen und gegebenenfalls zu erneuern. Alter Ärger und überholte Glaubensmuster müssen losgelassen werden, denn sie stehen einer Entwicklung im Weg. Nr. 10 Natrium sulfuricum unterstützt dabei, Überflüssiges und nutzloses Altes gehen zu lassen.

Psychische Merkmale

Personen mit einem ausgeprägten Mangel an Nr. 10 Natrium sulfuricum wirken schweigsam, kontaktarm, sind im Allgemeinen sehr ehrgeizig und haben einen Hang zum Perfektionismus, der sich in erster Linie auf sie selbst bezieht. Sie verlangen sich erheblich mehr ab als anderen. Dadurch neigen sie zu mangelnder Lebensfreude, die sich in Melancholie und Depressionen ausdrücken kann.

Chakrenzuordnung

Nr. 10 Natrium sulfuricum D6 zeigt im Körperlichen Aspekte des Sexualchakras und des Wurzelchakras. Der Aspekt des 2. Chakras wird durch die Thematik der Reinigung, Ausscheidung und des »Alles-in-den-Fluss-Bringens« repräsentiert. Auch das 1. Chakra beinhaltet das Thema des Loslassens, jedoch in Bezug auf Blase und Darm. Auch diesen Aspekt zeigt Salz Nr. 10.

Äußere Kennzeichen

Der Mangel an Nr. 10 Natrium sulfuricum D6 zeigt sich im Gesicht durch Schwellungen unter den Augen, bläuliche Rötung auf Wangen und Nase, die an einen Schmetterling erinnert, mit zusätzlicher Rötung des Kinns. Die Variante zum Schmetterling stellt die zitronengelbe oder leicht grünliche Blässe dar. Häufig ist in der Mitte unter der Unterlippe eine kleine Erhebung zu sehen, die sich nach beiden Seiten hin verbreitert. Der Bereich zwischen Nase und Oberlippe ist in der Relation zur Nase auffallend groß.

Körperliche Merkmale

Nr. 10 Natrium sulfuricum D6 ist auch als Glaubersalz bekannt und dient in erster Linie der Ausscheidung und Entschlackung. Damit ist es ein wichtiges Mineral zur Regulation des Gewichts und des Stoffwechsels. Wirkt sich Nr. 8 Natrium chloratum D6 auf den Transport in die Zelle aus, so reguliert Natrium sulfuricum den Transport aus der Zelle heraus. Es unterstützt die Funktion der Bauchspeicheldrüse, des Darms, der Leber und der Galle. Über den Wassertransport verbessert es die Ausscheidung von Nieren und Blase. Steht dem Körper Natrium sulfuricum nicht in ausreichendem Maße zur Verfügung, werden Schlacken an Wassermoleküle gebunden, um den Körper so zu entlasten. Das Ergebnis sind z. B. Wasseransammlungen (Ödeme) an Händen, Füßen und unter den Augen. Bilden sich Ödeme, kann der Körper derzeit keine Giftstoffe aus den Zellen herauslösen. Er neutralisiert sie und lagert sie ein, bis sie wieder ausgeschieden werden können. Ist der Bedarf an diesem Biomineral wieder ausreichend gedeckt, können die Schlacken wieder Leber und Darm zugeführt werden, um sie über Darm und Niere auszuscheiden.

Nach der Einnahme von Nr. 10 Natrium sulfuricum D6 ist häufig eine Erstverschlimmerung in Form eines heftigen, meist übel riechenden Durchfalls das Ergebnis. Das ist jedoch sehr zu begrüßen. Der Körper reagiert in diesem Fall gut auf die Einnahme und hat seine Schleusentore geöffnet, um sich der Schlacken zu entledigen. Gleichzeitig ist Durchfall auch eines der Einsatzgebiete von Natrium sulfuricum. Es wird auch bei erhöhten Zuckerwerten angewandt, außerdem bei geschwollenen oder matten, schweren Beinen, Kopfschmerz, der mit unzureichender Verdauung in Verbindung steht, Wechsel zwischen Verstopfung und Durchfall, breiigem Stuhlgang, der kaum zurückgehalten werden kann, Juckreiz (ohne äußerliche Merkmale), Neurodermitis, Psoriasis, Hautpilz, stinkenden Blähungen, zur Vorbeugung bei Grippe (statt Impfung von November bis März täglich zehn Pastillen), aber auch bei Schüttelfrost, anderen Infektionskrankheiten, Fieberbläschen, Herpes labiales, Druck in den Ohren, Rheuma, Ischialgie und Galleablassstörungen (Gelbsucht).

Da durch die heutige Lebensweise der Körper in der Regel sehr verschlackt ist, kann Nr. 10 Natrium sulfuricum D6 auch mit zwölf bis 15 Pastillen täglich über einen längeren Zeitraum eingenommen werden. Hungerattacken, die mit Aggressionen und anschließenden Schwächegefühlen einhergehen, sind ein Hinweis auf den Bedarf an Natrium sulfuricum. Bei Diabetes liegt ein permanenter Mangel an Nr. 10 Natrium sulfuricum vor. Wird zusätzlich zu den Medikamenten Nr. 10 Natrium sulfuricum eingenommen, sollten regelmäßige Eigenkontrollen durchgeführt werden, um eine Über- bzw. Unterzuckerung zu vermeiden.

Besonderheiten

Rohkost, vor allem nach 18.00 Uhr verzehrt, erhöht den Mangel an Nr. 10 Natrium sulfuricum, da es bei der Verdauung zur Gärung kommt und damit zu einer Alkoholisierung des Organismus. Die Gärung wird vor allem durch den gleichzeitigen Genuss von Süßigkeiten gefördert.

Beschwerden, die durch den erhöhten Bedarf an Nr. 10 Natrium sulfuricum D6 entstehen, sind überwiegend linksseitig. Sie sind im Allgemeinen periodisch und heftig. Gegen Morgen werden die Beschwerden schlimmer, vor allem beim Liegen auf der linken Seite. Musik bringt zum Weinen. Nachts werden die Betroffenen im Bett nicht richtig warm.

Nr. 11 Silicea D12

Wirkung auf der seelischen Ebene

THEMA: *Abgrenzung in klarer Form. Erkenne deine eigenen Grenzen. Wie gehe ich mit anderen um?*
Ein Mangel an Nr. 11 Silicea macht sich durch eine gewisse Oberflächlichkeit bemerkbar. Er fordert zu klarer Stellungnahme auf. Die Eigenschaften des Bergkristalls, der aus Nr. 11 Silicea besteht, zeigen uns, was zu tun ist. Seine Klarheit in Form und Farbe steht für Offenheit, die jedoch eindeutig abgegrenzt ist.
Menschen mit Silicea-Mangel wollen sich nicht festlegen. Verantwortung zu übernehmen, vor allem bis in die letzte Konsequenz, fällt ihnen sehr schwer. Es besteht die Neigung, den Dingen ihren Lauf zu lassen und lieber den anderen die Schuld zu geben, als sie bei sich zu suchen. Der Mangel an Nr. 11 Silicea zeigt eine Schwäche im Bereich der Kommunikation. Es geht nicht darum, mit möglichst vielen Personen sein Leid zu beklagen, sondern darum, mit der Hilfe anderer Menschen Wege aus dem Leid zu finden, z. B. durch Trost, Stärkung, Heiterkeit, neue Ideen und anderes mehr. Silicea hilft, die Einzigartigkeit und das Schöne aus jedem Menschen hervorzubringen.
Das zweite Thema bei Silicea-Mangel ist Abgrenzung. Betroffene neigen dazu, sich zu verausgaben und mit ihren Kräften Raubbau zu betreiben, ohne sich Schwächen einzugestehen. Durch das Anerkennen von Schwächen

gibt der Mensch anderen die Möglichkeit, ihn in diesen Bereichen zu fördern und zu beschenken. Der Betroffene lernt außerdem, etwas anzunehmen, wodurch er selbst Hilfe erfährt. Die eigenen Stärken können dort angeboten werden, wo sie andere unterstützen. Wenn jeder Mensch seine Kräfte in dem Bereich einsetzt, in dem er besondere Fähigkeiten hat, motiviert er damit andere, das Gleiche zu tun. So kann im Ergebnis weit über die Möglichkeit des Einzelnen hinausgegangen werden.

Psychische Merkmale

Der Mangel an Nr. 11 Silicea zeigt sich auf der psychischen Ebene auf vielfältige Weise. Er kann durch schlechte Belastbarkeit, fixe Ideen, Grübeln oder Ängstlichkeit ebenso zum Ausdruck kommen wie z. B. durch Lärmempfindlichkeit, Verzagtheit, Zerstreutheit, geistige Abwesenheit, Mangel an Lebenswärme, Schreckhaftigkeit oder Gedächtnisschwäche mit Konzentrationsmangel und Wortfindungsstörungen. Dinge in den falschen Hals zu bekommen und häufiges Sichversprechen gehören ebenfalls zu den Störungen, die mit Nr. 11 Silicea zu beheben sind.

Chakrenzuordnung

Auch Nr. 11 Silicea D12 ist dem Solarplexuschakra zuzuordnen. Die meisten Symptome beziehen sich auf die

Haut und ihre Anhangsgebilde. Auch Stärkung und Widerstandskraft sind Themen des 3. Chakras.

Äußere Kennzeichen

Lachfältchen, die Antlitzdiagnostiker sehr uncharmant als Krähenfüße bezeichnen, und Glasurglanz (Glanz ohne sichtbare Poren) auf Nase und Stirn sind die ersten Zeichen eines Bedarfs an Nr. 11 Silicea D12. Struppige und brüchige Haare, brüchige Nägel sowie alternde Haut sind weitere Merkmale. Bei ausgeprägten Mangelerscheinungen zeigen sich tief in den Augenhöhlen liegende Augäpfel.

Körperliche Merkmale

Kieselsäure (Silicea) ist in jeder Zelle des Körpers enthalten. Sie ist Bestandteil von Bindegeweben, Oberhaut, Schleimhaut, Haaren, Nägeln, Knochen und Nerven. Sie gibt diesen Geweben Festigkeit und Widerstandsfähigkeit und verhindert die übermäßige Anhäufung von Stoffwechselschlacken. Stärker konzentriert ist Silicea in Lunge, Gefäßen und Lymphe zu finden.
Nr. 11 Silicea D12 wirkt auf die Leitfähigkeit der Nervenbahnen und macht uns unempfindlicher gegenüber jedweder Art von Reizen. Daher sollte dieses Mineral vorbeugend in Zeiten besonderer Anforderungen eingenommen werden.

Gibt es am Gewebe sichtbare Alterungsprozesse wie Runzeln der Haut, ist dies ein Hinweis auf einen Silicea-Mangel. Erfolgreich wird dieses Funktionssalz zur Schweißregulation, vor allem bei stinkendem Fußschweiß oder Achselschweiß, zur Steigerung der Widerstandskraft sowie zur Unterstützung von Haut, Haar und Nägeln eingesetzt. Dr. Schüßler verwendete es zur Eiterbehandlung in Kombination mit Nr. 9 Natrium phosphoricum D6. Auch bei der Behandlung von Überbeinen, Organverschiebungen wie Absenkung der Blase oder der Gebärmutter, Arterienverkalkung, Furunkeln, Blutergüssen, Gerstenkörnern und chronischen Gliederschmerzen leistet Nr. 11 Silicea D12 wertvolle Hilfe. Genau wie Nr. 1 Calcium fluoratum D12 und Nr. 9 Natrium phosphoricum D6 ist Silicea ein Mittel, das über einen sehr langen Zeitraum eingenommen werden muss, um die Depots wieder zu füllen.

Um den Fluss der Lymphe zu unterstützen, ist eine tiefe Bauchatmung wichtig. In den Lymphbahnen bewegt sich mehr Flüssigkeit als in den Blutgefäßen. Blut wird durch die Pumpfunktion des Herzens weitertransportiert. Die Lymphbahnen haben keine solche Unterstützung. Durch die tiefe Bauchatmung wird die Hauptlymphbahn im Brustraum aktiviert und die Lymphflüssigkeit kommt in Bewegung. Auf diese einfache Art lassen sich geschwollene Beine und Finger »behandeln«.

Besonderheiten

Säure bindet Silicea. Daher verstärken alle Säurebildner – wie Kaffee, Alkohol, Fleisch oder Zucker – den Bedarf. Die Beschwerden verschlimmern sich in frischer Luft, in Vollmond- und Neumondnächten, während Diäten, der Regel und durch Bewegung.
Plötzliche auftretende Leistungseinbrüche während des Tages sowie Wortfindungsstörungen und häufiges Versprechen sind Zeichen für den akuten Bedarf an Nr. 11 Silicea D12.

Nr. 12 Calcium sulfuricum D6

Wirkung auf der seelischen Ebene

THEMA: *Umgang mit der schöpferischen Kraft, Förderung der Kreativität, Abgrenzung nach außen.*
Nr. 12 Calcium sulfuricum D6 ist ein Entscheidungshelfer, der das Kamel wie geölt durch das Nadelöhr gehen lässt. »Wochenlang stand ich in den Startlöchern, doch keiner gab den Schuss ab«, »Ich habe das Gefühl, ich muss was ändern, ich weiß jedoch nicht, was« – mit solchen Äußerungen kommen die Patienten in die Praxis.
Für solche Situationen hat es sich bewährt, vier Tage lang je sechs Pastillen Nr. 12 Calcium sulfuricum einzu-

nehmen, dann drei Tage Pause zu machen und diese Prozedur insgesamt dreimal zu wiederholen.
Nr. 12 Calcium sulfuricum ist dem Magenmeridian zugeordnet. In seiner ausgeglichenen Form steht dieser Meridian für Zufriedenheit. Ist der Magenmeridian nicht in Harmonie, beherrschen End-Täuschung, Gier und Ekel die Emotionen. Eine »End«-Täuschung ist das Ende einer Täuschung, der man selbst erlegen ist. End-Täuschungen sind sehr eng an Erwartungen geknüpft. In meiner Praxis bemerke ich immer wieder, dass die Erwartungshaltung, ob in einer Partnerschaft, im Berufsleben oder in der Kindererziehung, das Ende der Harmonie bedeutet. Hat man die wirkliche Bedeutung des Begriffs End-Täuschung erfasst, ist der erste Schritt zur wahren Zufriedenheit schon getan. Wichtige Fragen zur Erkenntnis der End-Täuschung lauten: Worin bestand meine Täuschung? Was hatte ich erwartet, ohne dass darüber jemals gesprochen wurde? Wo bestehen Unterschiede zwischen der Wirklichkeit und meinen Wünschen? Wenn diese Fragen objektiv geklärt wurden, steht der Zufriedenheit meist nichts mehr im Weg.
Hat man eine End-Täuschung erfahren, neigt man im Gegenzug oft zur Gier oder Sucht, weil man glaubt, nicht genug zu bekommen und mehr suchen zu müssen.

Psychische Merkmale

Eine Person mit einem hohen Mangel an Nr. 12 Calcium sulfuricum fühlt sich häufig unverstanden und zurückgesetzt, was zu verstärktem Genuss von Alkohol und Nikotin und erhöhter Aggressionsbereitschaft führt. Es besteht eine allgemeine Tendenz zur Abhängigkeit und Sucht (Abhängigkeit auch von Menschen).

Chakrenzuordnung

Nr. 12 Calcium sulfuricum D6 wird auf der organischen Ebene zu großen Teilen dem Halschakra zugeordnet, da es ein Passagehelfer ist. Es beinhaltet daher die verteilende Halschakraenergie. Hier ist auch die Stoffwechselfunktion klar zu erkennen. Auch das Halschakra lässt herein und verteilt, wo Energie gebraucht wird, entscheidet, was zum System gehört und was wohldosiert wieder gehen darf.

Äußere Kennzeichen

Fehlt Nr. 12 Calcium sulfuricum D6, erkennt man dies im Gesicht entweder an einem durchscheinenden Teint, der an Alabaster erinnert, oder an einem schmutzig grauen (»verlebten«) Aussehen der Haut. Das Gesicht wirkt gräulich braun, müde und spannungslos.

Körperliche Merkmale

Nr. 12 Calcium sulfuricum D6 ist ein Katalysator, denn es beschleunigt festgefahrene Prozesse auf allen Ebenen. Da es in jeder Zellmembran enthalten ist, erhöht sich die Bereitschaft der Zelle, sich für Nährstoffe zu öffnen. Auf der körperlichen Ebene hält Calcium sulfuricum Flüssigkeit vor zu raschem Ein- und Austreten ins bzw. aus dem Gewebe zurück.

Dieses Biomineral ist in allen Schleimhäuten enthalten (Augen, Blase, Nase und Nebenhöhlen, Mund, Kehle, Speiseröhre, Magen, Darm etc.). Darüber hinaus löst es alte Strukturen und Vereiterungen, reinigt Lymphe und Schleimhäute. Man findet es hauptsächlich in Muskeln, Leber und Galle. Jedoch ist es auch für Gehirn, Milz, Eierstöcke und Hoden ein wichtiges Funktionssalz.

Nr. 12 Calcium sulfuricum D6 beschleunigt den Abfluss abgekapselter Prozesse (z. B. Abszesse, Blutergüsse, Eiterungen, Furunkel). Ferner wird es bei allen chronischen Erkrankungen wie Fistelbildung, Gicht, Arthritis, chronisch eitrigen Entzündungen der Nasennebenhöhlen, Mandelentzündung, Parodontitis, akutem und chronischem Rheumatismus sowie bei langwierigen Blasenerkrankungen eingesetzt. Soll es der Auflösung von Vereiterungen dienen, dann ist unbedingt darauf zu achten, dass der Eiter abfließen kann. (Abgekapselte Vereiterungen werden besser mit Nr. 9 Natrium phosphoricum D6 und Nr. 11 Silicea D12 behandelt.) Gute Erfolge zeigt Nr. 12 Calcium sulfuricum D6 auch bei unerfülltem Kinderwunsch. Seine katalytischen Fähigkeiten machen es für Ihre Mineralmischung unverzichtbar. Zwölf bis 15 Pastillen pro Tag helfen den anderen Biomineralien dabei, die Zellmembran leichter zu passieren.

Besonderheiten

Der Mangel des Biominerals Nr. 12 Calcium sulfuricum steigt in Situationen, die mit jeder Art von Abhängigkeit zu tun haben. Dazu gehören auch emotionale Abhängigkeiten. Ebenso zeigt jedes chronische Geschehen den Bedarf an diesem Biomineral. Es ist auffällig, dass sich die Beschwerden bei einem Wetterwechsel verstärken. Der Genuss von Früchten lindert die Beschwerden. Wie bei fast allen biochemischen Salzen zählen auch hier Alkohol und Nikotin zu den Faktoren, die den Mangel begünstigen.

Ergänzungsmittel

Vielleicht werden Sie jetzt sagen: »Es gibt nur zwölf Schüßlersalze.« Ja, so ist es. Die nachfolgend beschriebenen Mineralstoffe sind erst aufgrund verfeinerter Laboruntersuchungen bekannt geworden, da sie nur in sehr geringen Mengen oder gar nicht im Körper vorkommen. In der Regel erweist sich die Anwendung der Biomineralien Nr. 1 bis Nr. 12 auch durchaus als ausreichend.
In Fällen jedoch, in denen die herkömmliche Therapie ins Stocken gerät, kann mithilfe der Ergänzungsmittel die Heilung oft einen entscheidenden Schritt vorangebracht werden. Da diese Mineralstoffe in der Literatur

nicht so genau beschrieben sind und teilweise sogar als »umstritten« diskutiert werden, fallen meine Beschreibungen kürzer aus. Es sind auch keine speziellen Einnahmeempfehlungen beigefügt. Sollten Sie sich bei einem oder mehreren Salzen angesprochen fühlen, nehmen Sie jeweils zwölf Pastillen zu Ihrer individuellen Mischung hinzu.
In der einschlägigen Literatur findet man hauptsächlich kurze Informationen über die Bereiche, bei denen sich Heilerfolge zeigten. In den folgenden Beschreibungen fließen außerdem die Erfahrungen verschiedener Therapeuten mit ein. Alle Heilerfolge wurden mit der D6-Verdünnung erzielt.

Nr. 13 Kalium arsenicum D6

Seelisch-geistiger Hintergrund

Der Bedarf an Nr. 13 Kalium arsenicum D6 zeigt sich durch fehlendes Vertrauen. Die Betroffenen neigen dazu, ständig alles kontrollieren zu wollen. Was sie nicht kontrollieren können, bereitet ihnen Angst. Durch Kontrolle halten sie ihre Balance. Angst ist auch der Motor, der sie vorantreibt. Wenn man sie fragt, wovor sie Angst haben, bekommt man zur Antwort: vor der Zukunft, um die Gesundheit, um die Familie, aber auch davor, von der Familie betrogen oder beraubt zu werden.

Psychische Anzeichen für den Mineralbedarf

Kalium-arsenicum-Mangel zeigt sich durch Unruhe und ständige Besorgnis. Außerdem neigen Betroffene zu einem übertriebenen Ordnungssinn und sind unfähig, neue Strukturen anzunehmen. Durch Störungen in ihrer Routine sind sie schnell irritiert. Schon einen Fleck auf der Couch können sie nicht ertragen. Sie reagieren mit Aggressionen. Werden diese nicht als Hilferuf verstanden, tendieren sie dazu, abzustumpfen und sich mit Suizidgedanken zu beschäftigen.

Chakrenzuordnung

Kalium arsenicum wirkt mit großen Anteilen auf die mit dem Solarplexuschakra verbundenen Organe, insbesondere auf die Haut. Geschlechtsorgane, Darmbereich, Leber und Muskulatur sind ebenfalls dem Solarplexuschakra zugeordnet. Andererseits wirkt Kalium arsenicum auch auf Nerven und Gehirn, die dem Kronenchakra zugeordnet sind. Wie stark das entsprechende Chakra aus dem Gleichgewicht geraten ist, zeigt das jeweilige Krankheitsbild.

Äußere Kennzeichen

Veränderungen der Haut, teilweise mit heftigem Juckreiz, sind die Anzeichen für einen Mangel von Nr. 13 Kalium arsenicum D6.

Körperliche Merkmale

Kalium arsenicum kommt in Nerven, Hirn, Haut, Leber, Muskeln und Geschlechtsorganen vor. Seine genaue Funktion wurde bisher nicht beschrieben, jedoch hat es eine hohe Affinität zur Haut und wird vor allem bei schwer beeinflussbaren Hautleiden eingesetzt. Besonders bei chronischen Beschwerden mit heftigem Juckreiz hat sich dieses Mineral bewährt.

Weitere Anwendungsgebiete sind Neuralgien, Lähmungen und andere Schwächezustände der Nerven, aber auch Erschöpfung mit Blutarmut und Gewichtsverlust. Bei Blähungen mit anschließenden wässrigen Durchfällen, aber auch bei anderen Verdauungsbeschwerden, wie z. B. brennenden Magenschmerzen, hat sich Kalium arsenicum bewährt, außerdem bei Brennen im Hals oder Brennen und Taubheit der Zunge.

Besonderheiten

Die Beschwerden treten im Allgemeinen periodisch auf und werden nachts schlimmer. Berührung oder plötzliche Geräusche lassen den Körper erzittern. Betroffene werden nie richtig warm, auch nicht im Sommer. Allerdings verbessern Regentage das Befinden.

Nr. 14 Kalium bromatum D6

Seelisch-geistiger Hintergrund

Der Kalium-bromatum-Typ hat eine feste Weltanschauung, die jedoch durch drohende Gefahren leicht ins Wanken geraten kann. Mit dieser Einstellung könnte man ihn als »Wendehals« bezeichnen. Was gerade noch voller Überzeugung vertreten wurde, hat im nächsten Moment schon keine Gültigkeit mehr. Dieser Mensch erschafft seine Wahrheit jede Minute neu. Das macht ihn für seine Umwelt schwierig. Auch er selbst ist hin und her gerissen zwischen den eigenen Ansprüchen, den Bedürfnissen des Körpers und der Realität.

Psychische Anzeichen für den Mineralbedarf

Die Hauptwirkung von Nr. 14 Kalium bromatum D6 ist die Beruhigung bei psychischer Erregung, gleichzeitig aber auch die Stimulation bei psychischer Erschöpfung. Melancholie, Gedächtnisverlust, Wahnvorstellungen, religiöse Depressionen sowie Einbildung von Verschwörungen gegen die eigene Person sind weitere Hinweise, dass dieses Funktionssalz verabreicht werden sollte.

Chakrenzuordnung

Die Wirkung von Kalium bromatum auf körperlicher Ebene erreicht das Nervensystem mit ausgleichender Funktion. Gleichzeitig stärkt es das Stirnchakra, in dessen unmittelbarer Nähe sich im Kopf die Hypophyse befindet, die als Funktion die hormonale Regelung im Körper steuert. Die Störungen, die in der Beschreibung der körperlichen Merkmale aufgelistet sind, werden überwiegend durch eine Entgleisung des Hormonhaushaltes verursacht.

Äußere Kennzeichen

Akne, auffallende Nervosität und große pulsierende Pupillen sind das äußere Kennzeichen für den Bedarf an Nr. 14 Kalium bromatum D6. Betroffene fühlen sich besser, wenn sie sich beschäftigen und in Bewegung sind.

Körperliche Merkmale

Nr. 14 Kalium bromatum D6 hat seinen stärksten Bezug zum Nervensystem, kommt aber auch in der Leber und der Schilddrüse vor. Generell wirkt dieses Mineral bei allen nervösen Organstörungen, besonders der Schilddrüse und des Atemtrakts (nervöses Asthma) sowie bei nervösen Sehstörungen. Das Biomineral wirkt allgemein beruhigend und hilft bei nervösen Schlafstörungen. Kinder,

die schlecht einschlafen, reagieren besonders gut auf dieses Mineral. (In diesem Fall ein bis zwei Pastillen kurz vor dem Schlafengehen einnehmen lassen, ggf. nach 20 Minuten wiederholen.)
Nr. 14 Kalium bromatum D6 wird jedoch auch bei stark ausgeprägter Schläfrigkeit und starker Schwäche eingesetzt. Übersteigerte oder erloschene Libido sind weitere Bereiche, bei denen dieses Biomineral hilfreich ist. Gleichzeitig wirkt es entzündungshemmend an Haut und Schleimhaut. Daher kommt es auch bei Ekzemen und Akne ergänzend zur Anwendung.

Besonderheiten

Verdauungsbeschwerden gehen meist mit starkem Durst einher. Nr. 14 Kalium bromatum D6 kann hier helfen. Ebenso kann es eine übersteigerte Libido senken.

Nr. 15 Kalium jodatum D6

Seelisch-geistiger Hintergrund

Kalium-jodatum-Menschen folgen sehr hohen Idealen. Sie haben keine Mühe, für eine Idee, eine Partei oder für die Sache des Partners einzustehen. Der seelische Aspekt des Kalium-jodatum-Mangels sind ständige Zweifel, die durch eine tiefe Verletzung ausgelöst wurden. Wenn diese Menschen in ihrem Weltbild hinterfragt werden, steigt der Bedarf. Sie fühlen sich im Konfliktfall von ihren Liebsten verraten. Um das zu überspielen, stehen sie steil aufrecht und sind so nervös, dass sie sich immer beschäftigen müssen.

Psychische Anzeichen für den Mineralbedarf

Starke Erregbarkeit, aber auch weinerliche und depressive Verstimmungen sowie die klassische Novemberdepression sind Hinweise auf einen Bedarf an Kalium jodatum. Die starke Erregbarkeit kann sich bis zur Aggression steigern und sich vor allem gegen die Familie oder Freunde richten. Mitunter geben die Betroffenen jede Zurückhaltung auf und werden ausfallend.

Chakrenzuordnung

Durch den Bezug zur Schilddrüse kann Nr. 15 Kalium jodatum D6 dem Halschakra zugeordnet werden. Die genannten Symptome wie Blutdruckregelung, Herzrhythmus, Verdauung und Stoffwechsel sind eine Folge der gestörten Schilddrüse. Liegen die Beschwerden eher im Bereich der Knochen, ist das ein Hinweis darauf, dass die Störung im Wurzelchakra zu suchen ist.

Äußere Kennzeichen

Der Bedarf an Nr. 15 Kalium jodatum D6 macht sich durch ein Kloßgefühl im Hals bemerkbar. Der Hals erscheint druckempfindlich, und der Betroffene klagt über ständiges Räuspern. Im fortgeschrittenen Stadium zeigt sich eine Verdickung direkt unterhalb und/oder leicht seitlich des Kehlkopfes.

Körperliche Merkmale

Kalium jodatum ist wegen seiner Jodkomponente ein wichtiges Salz zum Ausgleich der Schilddrüse. Es kann bei Über- und Unterfunktion eingesetzt werden. Dieses biochemische Salz beeinflusst die Blutzusammensetzung, reguliert den Blutdruck, dient der Anregung der Gehirn- und Herztätigkeit. Es reguliert zudem Stoffwechsel und Verdauung. Darüber hinaus wird es bei rheumatischen Gelenkschwellungen, pochendem Kopfschmerz sowie Schmerzen in Kreuz- und Steißbein eingesetzt.

Besonderheiten

Ein Hinweis auf den Bedarf an Kalium jodatum sind Beschwerden, die sich durch Nässe und Kälte verschlechtern. Zu beobachten ist ein Heißhunger auf Fisch.

Nr. 16 Lithium chloratum D6

Seelisch-geistiger Hintergrund

Die seelischen Auswirkungen ähneln denen von Nr. 8 Natrium chloratum D6.

Psychische Anzeichen für den Mineralbedarf

»Himmelhoch jauchzend – zu Tode betrübt«, das beschreibt die Psyche des Lithium-chloratum-Typs am besten. Mit diesem Mittel können die extremen Stimmungsschwankungen gemindert werden. Auffällig ist hier auch das schlechte Namensgedächtnis. Der Betroffene weint und beklagt seine Lage.

Chakrenzuordnung

Dieses Salz entspricht im Hinblick auf den rheumatischen Formenkreis der Energie des unausgeglichenen Solarplexuschakras. Wirken sich die Beschwerden eher im Bereich der Nerven in Form von Erschöpfung, schwerer nervlicher Belastung, verschwommenem Sehen, Schwindel und Völlegefühl im Kopf mit Ohrenklingen, Migräne etc. aus, sind dies alles körperliche Beschwerden, die dem Stirnchakra zuzuordnen sind.

Äußere Kennzeichen

Für Nr. 16 Lithium chloratum D6 sind keine äußerlichen Hinweise bekannt.

Körperliche Merkmale

Lithium chloratum findet seine Anwendung vor allem im Bereich des rheumatischen Formenkreises, wie z. B. bei Gicht und Schädigungen durch Cortisongaben. Bei entzündlichen Erkrankungen der ableitenden Harnwege hat sich dieses Mittel auch als »Eisbrecher« bewährt, wenn herkömmliche Methoden nicht die gewünschten Erfolge brachten. Ein weiterer Bereich, in dem dieses Biomineral indiziert ist, sind Erschöpfung und schwere nervliche Belastung, außerdem: Schwindel, Völlegefühl im Kopf, Migräne, verschwommenes Sehen, Ohrenklingen, Muskelschwäche und Kräfteverfall.
Lithium chloratum ist bisher nicht weiter erforscht. Es scheint am Eiweißbildungsstoffwechsel beteiligt zu sein und hat vermutlich positive Auswirkungen auf das Immunsystem.

Besonderheiten

Betroffene vermeiden feste Bindungen. Essen bessert das Befinden.

Nr. 17 Manganum sulfuricum D6

Seelisch-geistiger Hintergrund

Der Mangel an Nr. 17 Manganum sulfuricum ist ein Ausdruck von Geltungsdrang mit dem gleichzeitigen Gefühl, unterdrückt zu werden. Der Betroffene sehnt sich nach Macht, die er aber nicht hat. Daraus ergeben sich Hassgefühle. Kinder (auch erwachsene Kinder) dominanter Eltern haben häufig das Gefühl, nicht gegen die Eltern anzukommen, und fühlen sich machtlos, tyrannisiert und gequält. Ihre Hassgefühle und Rachegedanken richten sich jedoch gegen sich selbst. Diese Menschen haben immer das Gefühl, mehr leisten zu müssen als der Durchschnitt, um anerkannt zu werden.

Psychische Anzeichen für den Mineralbedarf

Der Bedarf an Nr. 17 Manganum sulfuricum D6 zeigt sich durch unwillkürliches Lachen oder Weinen. Die Betroffenen neigen zu Spott und Sarkasmus. Sie entwickeln starke Hassgefühle, verabscheuen fröhliche Musik und stöhnen, ächzen und wimmern viel.

Chakrenzuordnung

Nr. 17 Manganum sulfuricum D6 steht mit Nr. 3 Ferrum phosphoricum D12 in enger Verbindung, über die die Zuordnung zum Herzchakra zu finden ist. Manganum sulfuricum arbeitet in der Zelle jedoch intensiver als Ferrum phosphoricum. Es regelt zusätzlich die Energiegewinnung im Mikrosystem, wodurch sein Einfluss auf das Solarplexuschakra deutlich wird. Äußern sich die Beschwerden durch Allergieneigung, ist die Störung im Solarplexuschakra zu suchen.

Äußere Kennzeichen

Sie sind von denjenigen bei Nr. 3 Ferrum phosphoricum D12 nicht zu unterscheiden. Beide Mineralien ergänzen einander. Nr. 17 Manganum sulfuricum D6 fördert die Aufnahme von Eisen im Körper.

Körperliche Merkmale

Bei allen Einsatzgebieten von Nr. 3 Ferrum phosphoricum D12 kann Nr. 17 Manganum sulfuricum D6 als »Verstärker« hinzugefügt werden. Es hat einen Bezug zum Stütz- und Bewegungsapparat, zu den Atemwegen und zur Leber.
Darüber hinaus kann dieses Mineral bei Sterilität, Allergieneigung, Funktionsstörungen der Leber und Neigung

zu Knochenmissbildungen eingesetzt werden. Es unterstützt die Blutbildung bei Anämie und wirkt gegen Erschöpfungszustände sowie gegen Herz-Kreislauf-Beschwerden. Die Betroffenen zeigen einen taumelnden Gang und die Neigung, nach vorn zu fallen. Mildernd wirkt es bei Schmerzzuständen und rheumatischen Beschwerden. Auf zehn Pastillen Nr. 3 Ferrum phosphoricum D12 sollte eine Pastille Nr. 17 Manganum sulfuricum D6 verabreicht werden.

Besonderheiten

Der Körper schmerzt bei Berührung. Traurige Musik bessert das Befinden. Bei feuchtem Wetter wirkt der Körper wie taub.

Nr. 18 Calcium sulfuratum D6

Seelisch-geistiger Hintergrund

Auf der seelischen Ebene ist Calcium sulfuratum D6 das Mineral der übertrieben Ehrgeizigen. Sie steigen wie Phönix aus der Asche, sind extrem aktiv in dem festen Glauben, jetzt aus dem Tal heraus zu sein. Doch dann geht ihnen mitten auf dem Weg nach oben die Luft aus und sie brechen wieder ein. Dieses Scheitern ist für sie nur schwer zu akzeptieren. Sie sammeln in der Phase der Melancholie neue Kraft für den nächsten Anlauf. Wer sich von dieser Beschreibung angesprochen fühlt, sollte über den Ausspruch »Ein gutes Pferd springt nicht weiter, als es muss« nachdenken und in seinem Alltag mehr danach handeln.

Psychische Anzeichen für den Mineralbedarf

Ein Bedarf an Nr. 18 Calcium sulfuratum zeigt sich durch Größenwahn und, bei Nichterreichen der großen Ideen, durch tiefen Absturz in Melancholie und Erschöpfung.

Chakrenzuordnung

Durch den Bezug zur Haut ist Calcium sulfuratum dem Solarplexuschakra zuzuordnen. Im Vordergrund stehen Hautausschläge, Milchschorf, Vereiterungen der äußeren Hautschicht und somit um innere abgestorbene Partikel, die in die äußere Haut zur Entgiftung abgegeben werden. Es geht also um reinigende Prozesse, die mit diesem Salz unterstützt werden können. Bezüglich der Vergiftungen hat das Salz eine ausleitende Funktion und spricht somit auch das Solarplexusorgan Leber an.

Äußere Kennzeichen

Hartnäckige Hautausschläge und Vereiterungen (ähnlich wie bei Nr. 12 Calcium sulfuricum D6) sind äußere Zeichen für den Bedarf an Nr. 18 Calcium sulfuratum D6.

Körperliche Merkmale

Über dieses Mittel ist recht wenig bekannt. Es wird bisher bei Gewichtsverlust trotz Heißhungers und bei Erschöpfung eingesetzt. In der weiteren Anwendung ist dieses Salz Nr. 12 Calcium sulfuricum D6 sehr ähnlich. Einzig der Schwefelgehalt ist höher, was den ausleitenden Effekt noch verstärkt. Einsatzgebiete sind: hartnäckige, eitrige und schwer heilende Hautausschläge sowie Vergiftungen. Bei Milchschorf kann Nr. 18 Calcium sulfuratum D6 die Wirkung des üblicherweise eingesetzten Nr. 2 Calcium phosphoricum D6 noch verstärken.

Besonderheiten

Die Beschwerden gehen mit starker Müdigkeit und großem Durst einher. Die Betroffenen nehmen sehr viel Nahrung zu sich.

Nr. 19 Cuprum arsenicosum D6

Seelisch-geistiger Hintergrund

Das Mineral zeigt auf der geistigen Ebene die Fixierung auf Vorschriften und die Suche nach Autorität. Vorgaben, wie beispielsweise Kleiderordnungen oder Verhaltensregeln, werden peinlich genau eingehalten. Die vom Mangel Betroffenen versuchen so, sich in die Rollen ihrer Vorbilder (oft fernöstliche Krieger) hineinzuleben. Betroffene haben immer Angst vor Gefahren oder Unglück.

Psychische Anzeichen für den Mineralbedarf

Der Bedarf an Nr. 19 Cuprum arsenicosum D6 zeigt sich durch das »wie aus dem Nichts« auftauchende Gefühl, sich verteidigen zu müssen.

Chakrenzuordnung

Nr. 19 Cuprum arsenicosum D6 wirkt auf innere Verspannungen, Krampfzustände und verschiedene Muskelverspannungen im Körper, die durch unbestimmte Ängste im Unterbewusstsein ausgelöst werden. Die Verdauungsorgane und die Muskulatur allgemein gehören zum Solarplexuschakra. Da aber Angstzustände generell im

Wurzelchakra ausgelöst werden, gehört dieses Energiezentrum in der Harmonisierung sicher dazu, sonst könnte es nicht die extreme Entspannung im System bewirken.

Äußere Kennzeichen

Die Zunge wirkt schmutzig und ist dick braun belegt. Der Urin riecht knoblauchartig.

Körperliche Merkmale

Nr. 19 Cuprum arsenicosum D6 wurde von Dr. Schüßler gegen Kopfschmerz eingesetzt, der mit der »heißen 7« nicht zu behandeln war, und gegen nächtliche Wadenkrämpfe, die durch Herumlaufen besser werden. Auch bei Ischiasbeschwerden, Hexenschuss, Neuralgien, Krampf- und Ohnmachtsanfällen sowie bei Koliken (Galle, Niere, Darm und Magen) zeigt es seine Wirkung. Für Sportler ist es wegen seiner krampflösenden Eigenschaften ein interessantes Mineral. Schwangeren kann bei Erbrechen durch dieses Salz Linderung verschafft werden.

Besonderheiten

Beschwerden, die durch einen Bedarf an Nr. 19 Cuprum arsenicosum D6 ausgelöst werden, verbessern sich, wenn kaltes Wasser getrunken wird, verschlechtern sich hingegen durch Berührung und nachts. Nervenschmerzen sind im Liegen schlimmer.

Nr. 20 Kalium aluminium sulfuricum D6

Seelisch-geistiger Hintergrund

Der Bedarf an Kalium aluminium sulfuricum zeigt sich seelisch durch die Angst vor Individualitäts- und Identitätsverlust. Das Schlimmste, was sich ein Betroffener vorstellen kann, ist der Verlust der Willenskraft und der Kontrolle über seinen Körper.

Psychische Anzeichen für den Mineralbedarf

Betroffene wirken unterdrückt, gehen aber in dieser Rolle auf. Sie haben dabei jedoch immer das Gefühl, kein eigenes Ich zu besitzen.

Chakrenzuordnung

Solarplexuschakra. Die Wirkung von Kalium aluminium sulfuricum berührt das vegetative Nervensystem und die Verdauungsorgane und ist somit ebenfalls ein Salz zur Unterstützung des Solarplexuschakras. Es beschleunigt die Blutgerinnung der Haut bei kleinen Schnittverletzungen. Dies ist ebenfalls eine Wirkung auf den Solarplexus, in dem es die Abgrenzung und Heilung der äußeren Hautschicht des Körpers unterstützt.

Äußere Kennzeichen

Für Nr. 20 Kalium aluminium sulfuricum D6 sind keine äußeren Kennzeichen bekannt.

Körperliche Merkmale

Nr. 20 Kalium aluminium sulfuricum D6 ist auch als Alaun bekannt. Männer verwenden es zur Behandlung kleinerer Schnittverletzungen nach dem Rasieren. Es beschleunigt die Blutgerinnung. Streng genommen ist es kein Biomineral, da es natürlicherweise im Körper nicht vorkommt.

Wie viele der Ergänzungsmittel hat auch Nr. 20 Kalium aluminium sulfuricum D6 einen Bezug zum vegetativen Nervensystem. Erschöpfungszustände, aber auch Magen-, Darm- und Blähungskoliken, Durchfälle und andere

Schleimhautreizungen sind Indikationen für den Bedarf an diesem Mineral. Bei Schwindelgefühlen, starkem nächtlichem Schwitzen, Blasenschwäche und anderen vegetativ beeinflussten Funktionsstörungen sollte ebenfalls an Kalium aluminium sulfuricum gedacht werden.

Besonderheiten

Die Beschwerden nehmen im Winter und bei Kälte zu. Sonne und Wärme tun gut.

Nr. 21 Zincum chloratum D6

Seelisch-geistiger Hintergrund

Der Bedarf an Nr. 21 Zincum chloratum D6 zeigt sich in Schuldgefühlen, die so weit gehen können, dass der Betroffene den Eindruck hat, er hätte ein Verbrechen begangen und werde von Behörden verfolgt. Dieses Mittel wird eingesetzt, wenn sich ein Mensch mit Schuldgefühlen quält, die für Außenstehende meist nicht der Rede wert erscheinen.
Der Zincum-chloratum-Typ legt großen Wert auf seine öffentliche Wirkung und fürchtet nichts mehr als eine Blamage, z. B. durch unkorrekte Kleidung. Geld ist (zur inneren Wertsteigerung) für ihn sehr wichtig.

Psychische Anzeichen für den Mineralbedarf

Menschen mit Zincum-chloratum-Bedarf reagieren auf Konflikte reizbar und verzagt. Sie wirken oft unruhig.

Chakrenzuordnung

Zincum chloratum wirkt sich vorrangig auf Gehirn und Nerven aus, daher ist es ein Mineral zur Balance des Kronenchakras.
Der beschriebene Haarausfall ist, soweit er nervlich bedingt ist, ebenfalls dem Kronenchakra zuzuordnen.

Äußere Kennzeichen

Der Bedarf an Nr. 21 Zincum chloratum D6 zeigt sich ähnlich wie bei Nr. 10 Natrium sulfuricum D6 durch sanfte Schmetterlingsröte im Gesicht, die sich über Wangen und Nase erstreckt. Die Nase ist nach dem Essen stärker gerötet.

Körperliche Merkmale

Die Wirkung von Zincum chloratum betrifft vor allem Gehirn und Nerven. Menschen mit gereiztem Nervenkostüm, das sich in unruhigen Beinen, Juckreiz, Konzentrationsschwäche oder allgemeiner Mattigkeit zeigt, sollten dieses Biomineral einnehmen. Ebenso wird es eingesetzt bei Haarausfall, mangelnder Reifung der Geschlechtsorgane und zur Stimulation des Immunsystems.

Besonderheiten

Der Betroffene fühlt sich nach Weingenuss, in Ruhe und im Sitzen nicht wohl. Verbesserung durch Bewegung und im Freien.

Nr. 22 Calcium carbonicum D6

Seelisch-geistiger Hintergrund

Menschen mit dauerhaftem Calcium-carbonicum-Mangel neigen dazu, sich selbst zu wenig ernst zu nehmen, und sie vergessen, sich selbst zu achten. Sie definieren sich häufig über ihren Partner oder ihre Arbeit. Ein Bedarf an diesem Mineral zeigt sich auf der seelischen Ebene durch ein starkes Schutzbedürfnis. Sicherheit ist diesen Menschen das Wichtigste. Lebensveränderungen wie Umzüge oder Wechsel der beruflichen Stellung versetzen sie in Angst.

Psychische Anzeichen für den Mineralbedarf

Ein Calcium-carbonicum-Mangel zeigt sich auf der psychischen Ebene z. B. durch Niedergeschlagenheit und Vergesslichkeit. Besonders in Krisen treten diese Zeichen auf. Betroffene neigen dann dazu, stereotype Bewegungen zu machen, also z. B. Streichhölzer zu knicken, Zettel mit Mustern zu bemalen. Der Schlaf ist nicht erholsam. Es wird lebhaft über eine drohende Gefahr geträumt. Die Betroffenen haben Angst vor Elend, Katastrophen und vor Krankheiten und folgen den Anweisungen des Arztes peinlich genau. Sie neigen außerdem zu Argwohn und sind misstrauisch, wenn andere sie anschauen.

Chakrenzuordnung

Dieses Salz wirkt besonders auf die festen Bestandteile des Körpers. Es unterstützt das Wachstum von Knochen und Zähnen. Es wird auch bei chronischen Prozessen eingesetzt. Ebenso wie Ängste sind diese Symptome dem Wurzelchakra zuzuordnen.

Äußere Kennzeichen

Menschen, die einen besonders hohen Bedarf an Nr. 22 Calcium carbonicum D6 zeigen, wirken vom Körperbau her untersetzt und werden auch als Pykniker bezeichnet.

Die Haut scheint aufgedunsen. An den Augen zeigt sich ein so genanntes »Herzkäppchen«: Eine dünne Hautfalte zieht sich diagonal von der Mitte des Auges zum Unterrand des äußeren Augenwinkels. Das Herzkäppchen zeigt sich besonders bei älteren Menschen und bei Menschen, die sich dauerhaft überfordern.

Körperliche Merkmale

Auch Calcium carbonicum gehört streng genommen nicht zu den Biomineralien, denn es kommt in dieser Form nicht im Körper vor. Jedoch braucht der Körper dieses kohlensaure Kalzium, um für den Kalziumstoffwechsel freie Kalziumionen zur Verfügung zu haben. Diese unterstützen das Wachstum von Zähnen und Knochen. Haut und Schleimhäute werden bei Entzündungen geschützt. Kalzium lindert die Impulsübertragung von Muskeln und Nerven und stabilisiert die Zellmembran. Wie alle Kalziumverbindungen kommt auch Calcium carbonicum vorwiegend in den härteren Teilen des Körpers vor. So findet man z. B. hohe Konzentrationen dieses Salzes an den Köpfen der Oberschenkelknochen. Fehlt es, so kommt es zur schnellen Alterung (auch bei Kindern). Es ist ein Mineral, das sich nur langsam aufbaut, jedoch sehr nachhaltig wirkt. Daher wird Nr. 22 Calcium carbonicum D6 bei chronischen Prozessen gerne unterstützend eingesetzt.

Besonderheiten

Sie wissen genau, dass Sie nicht schwanger sind, Ihnen gelüstet aber dennoch nach extravaganten Speisekombinationen? Sie haben Heißhunger auf Eier oder Speiseeis? Das sind Zeichen des Calcium-carbonicum-Bedarfs. Der Mangel zeigt sich z. B. auch durch eine Abneigung gegen Bewegung, aber auch durch Schwindelgefühle in großen Höhen. Wärme verbessert die Beschwerden.

Nr. 23 Natrium bicarbonicum D6

Seelisch-geistiger Hintergrund

Der Natrium-bicarbonicum-Typ hat feste Prinzipien, denen er folgt. Er sucht den Partner fürs Leben. Sollte die Beziehung in die Brüche gehen, leidet er sehr. Dieses Mineral hilft dabei, sich nicht in Arbeit zu flüchten, um seine Gefühle zu verdrängen, sondern sie stattdessen wahrzunehmen und zu durchleben.

Psychische Anzeichen für den Mineralbedarf

Der Natrium-bicarbonicum-Bedarf zeigt sich deutlich in Ablehnung gegenüber bestimmten Menschen und durch unklare Ängste und Melancholie, die jedoch nur auftreten, wenn der Betroffene unterfordert ist. Eigentlich ist es ein Ausdruck von Langeweile und fehlendem Selbstvertrauen. Musik bringt betroffene Menschen zum Weinen.

Chakrenzuordnung

Durch das Symptom der Übersäuerung unterstützt Natrium bicarbonicum das Solarplexuschakra. Hier sind die Organe wie die Bauchspeicheldrüse und der Magen-Darm-Trakt angesprochen, um die Säure im System abzupuffern. Hierzu zählen auch die chronischen Entzündungen und die stoffwechselbedingten Erkrankungen des Körpers. Durch die Stoffwechselbeteiligung befinden wir uns auch wieder auf der Ebene des Halschakras und den körperlichen Beschwerdebildern wie Gicht, Rheuma und anderen Erkrankungen des rheumatischen Formenkreises.

Äußere Kennzeichen

Ein Mangel an Nr. 23 Natrium bicarbonicum D6 zeigt sich im Gesicht durch wasserblaue Augen. Die Iris ist mit weißen Ablagerungen belegt. Die Betroffenen wirken blass mit blauen Ringen um die Augen. Oft leiden sie unter fauligem Atem.

Körperliche Merkmale

Nr. 23 Natrium bicarbonicum D6 ist das wichtigste Mittel bei allgemeiner Übersäuerung. Häufig ist bei einem Mangel an Nr. 9 Natrium phosphoricum D6 und Nr. 10 Natrium sulfuricum D6 auch die Nr. 23 zu verabreichen. Daher sollte es bei allen Erkrankungen, bei denen die Ursache in der Übersäuerung des Körpers zu suchen ist (wie chronische Entzündungen, Rheuma, Gicht usw.), verabreicht werden. Da dieses Salz die Bauchspeicheldrüse positiv beeinflusst, ist es zusätzlich zur herkömmlichen Therapie mit Nr. 10 Natrium sulfuricum D6 zu verordnen. Als Natron war es schon zu Omas Zeiten ein altes Hausmittel gegen Übersäuerung des Magens. Natrium bicarbonicum lindert Sodbrennen und puffert die Salzsäure im Magen ab. Auch dieses Mineral kann bei Schwangerschaftserbrechen eingesetzt werden.

Besonderheiten

Bewegung verbessert das Befinden, Sonneneinstrahlung, Gewitter oder Zugluft verschlimmern die Beschwerden.

Nr. 24 Arsenicum jodatum D6

Seelisch-geistiger Hintergrund

Menschen mit einem Bedarf an Nr. 24 Arsenicum jodatum D6 fühlen sich gottverlassen, enttäuscht und betrogen.

Psychische Anzeichen für den Mineralbedarf

Arsenicum jodatum ist das Mittel der physischen Angst. Hände und Füße fühlen sich in einem solchen Fall häufig »wie eingeschlafen« an. Betroffene lehnen es ab, zu reden, und antworten nicht auf Fragen. Sie wirken ruhelos. Für hyperaktive Kinder ist dieses Mineral ebenfalls geeignet.

Chakrenzuordnung

Arsenicum jodatum kann in erster Linie dem Herzchakra zugezählt werden. Die Wirkung bezieht sich auf die serösen Häute der Lunge, und obwohl die Häute auch dem Solarplexuschakra zuzuordnen sind, ist die Organebene der Lunge mit der Thematik Bronchitis, Tuberkulose und Asthma im größeren Bereich zu sehen. Ekzeme, Akne, Heuschnupfen, Allergien etc. spielen sich in der Hauptebene wieder im Hautbereich und somit doch im Solarplexus ab.

Äußere Kennzeichen

Ausscheidungen, die auf einen Mangel an Nr. 24 Arsenicum jodatum D6 zurückgehen, sind ätzend und reizen die Haut, mit der sie in Berührung kommen. Die Augen sind gerötet. Bei Männern kann es zu Bartekzemen kommen.

Körperliche Merkmale

Arsenicum jodatum wird bei Allergien eingesetzt, denn die Wirkung bezieht sich vor allem auf die serösen Häute der Lunge und des Rachenringes (Mandeln, Kehlkopf) sowie die Haut. So ist dieses Mineral bei Heuschnupfen, Neurodermitis, chronischer Bronchitis und Asthma äußerst hilfreich. Bei Ekzemen und Akne sowie bei Schwäche- und Ohnmachtsanfällen wird es ebenfalls erfolgreich angewendet. Arsenicum jodatum wird in der Literatur als das Hauptmittel gegen Tuberkulose beschrieben.

Besonderheiten

Die Beschwerden verschlimmern sich bei Anstrengung und Kälte.

Einnahme und Dosierung

Trauen Sie sich, mit den Biomineralien zu experimentieren. Sie können sie nicht überdosieren, und sie haben auch keine Nebenwirkungen. Sie vertragen sich mit allen anderen Behandlungen und unterstützen diese sogar. Es gibt zwar manchmal Erstreaktionen, aber die hat bisher jeder meiner Patienten und Teilnehmer gut überstanden. Hinterher ging es allen besser.

Dr. Schüßler vertrat die Auffassung, dass es ausreiche, nur ein Mineralsalz zu verabreichen – und zwar jenes, das dem jeweiligen Konstitutionstyp entspricht (ausführlichere Informationen dazu finden Sie in meinem Buch *Gesund durch Schüßlersalze*). Da heutzutage jedoch die Belastungen vielfältiger und höher sind, ist der Bedarf im Vergleich zur Zeit Dr. Schüßlers deutlich gestiegen.

Doch zunächst einige grundsätzliche Hinweise, wie Sie mit den Schüßlersalzen am besten umgehen:

- Biomineralien sollten nicht unmittelbar vor dem Essen, sondern am besten etwa 20 Minuten danach eingenommen werden.
- Die Wirkung wird gemindert, wenn Sie die Biomineralien mit einem Getränk herunterspülen.
- Die Mineralsalze bitte nicht mit Metall in Verbindung bringen, sondern zum Umrühren z. B. nur einen Holz- oder Plastiklöffel verwenden. Auch sollten Sie die Biomineralien nicht in Metalldosen aufbewahren, denn Metall beeinträchtigt die Wirkung.

- Wenn die Biomineralien in einer trockenen, kühlen, von Licht abgeschirmten, geruchsfreien Umgebung aufbewahrt werden, ist ihre Haltbarkeit nahezu unbegrenzt.

Die Allopathie (Schulmedizin) und die Homöopathie kennen feste Regeln bei der Einnahme ihrer Mittel. Da Biomineralien anders auf die Zellen einwirken, gibt es solche Dosierungsregeln bei den Schüßlersalzen nicht.
Über die Einnahmemengen der Salze gibt es in der Literatur sehr unterschiedliche Angaben. Je nachdem, ob die Autoren eine homöopathische Ausrichtung haben oder ob sie den biochemischen Gedanken der Substitution verfolgen, variieren die Dosierungen. Die hier genannten Mengen sind Erfahrungswerte aus meiner praktischen Arbeit mit den Salzen.
Grundsätzlich gilt:

- Bei der Einnahme können mehrere Biomineralien ungeachtet ihrer Wirkstoffe kombiniert werden. Die einzelnen Bestandteile werden an die Stellen im Organismus befördert, an denen die geringste Konzentration an Mineralsalzen herrscht, bzw. dorthin, wo der Bedarf am höchsten ist.
- Die Pastillen sollten möglichst lange im Mund behalten werden, da sie bereits hier über die Schleimhaut vom Körper aufgenommen werden und zu wirken beginnen. In akuten Fällen nimmt man alle fünf Minuten eine bis zwei Tabletten, in chronischen Fällen drei- bis sechsmal täglich eine bis sechs Tabletten.

- Vorbeugend reichen üblicherweise zehn bis 15 Pastillen pro Mineral pro Tag.
- Akute Zustände sind momentane hohe Mineralbedarfssituationen, die kurzfristig viel Substanz verlangen, d. h. alle fünf Minuten eine Pastille, bis die Symptome verschwinden. Danach sind die Einnahmezeiträume zu verlängern.
- Große Schwäche ist ebenfalls ein akuter Zustand, der vorübergehend einen hohen Bedarf anzeigt. Auch dieser Zustand verlangt hohe Gaben in kurzer Zeit. In diesem Fall ebenfalls alle fünf Minuten eine Pastille nehmen, bis die Symptome verschwinden.
- Chronische Zustände sollten mit kleinen, aber regelmäßigen Gaben behandelt werden. Der Einnahmezeitraum ist hier mit sechs bis 24 Monaten anzusetzen. Als tägliche Dosis sind zwölf bis 15 Pastillen zu empfehlen. Die Folge ist, dass die Regeneration schneller einsetzt und sich somit das Allgemeinbefinden bald bessert.
- Kinder bis sechs Jahre lutschen bei chronischen Beschwerden täglich eine Pastille pro Lebensjahr, von sieben bis zwölf Jahren je nach Intensität der Beschwerden sieben bis zwölf Pastillen täglich. Ab 45 Kilogramm Körpergewicht kann die normale Erwachsenendosis von zehn bis 15 Pastillen verabreicht werden.
- Für Säuglinge kann eine Pastille zerrieben und vom Finger gelutscht oder ins Fläschchen gegeben werden. Oder das Pulver wird dem Kind direkt auf die Zunge gelegt.

Die Einnahme bei Kindern

Meine Erfahrung mit Kindern hat gezeigt, dass sie einen sehr natürlichen Zugang zu Schüßlersalzen haben. Mein Vorschlag für Kinder bis ca. sechs Jahre lautet: »Stellen Sie Ihrem Kind alle Mineraliendosen hin. Ihr Kind wird zielsicher nach dem Mineral greifen, mit dem es derzeit unterversorgt ist. Die Kinder nehmen sich so viele Pastillen, wie sie brauchen, und stellen den Rest dann wieder zurück.« Wenn ich die Mütter dazu bewegen konnte, meinem Vorschlag zu folgen, waren sie von den Ergebnissen meist begeistert.

Kinder vertrauen ihrer inneren Führung bzw. ihrem Gefühl besser als wir Erwachsenen. Daher wissen sie oft besser als wir, was ihnen gut tut und was nicht. Leider geht diese Fähigkeit im Laufe der Zeit verloren – elterliche Besserwisserei ist daran nicht ganz unbeteiligt.

Da es bei Schüßlersalzen keine Überdosierungen oder Fehleinnahmen gibt, gehen Sie kein Risiko ein, wenn Sie meine Methode einmal ausprobieren.

Die »Schrotschussmethode«

Eine Möglichkeit der Einnahme ist die so genannte »Schrotschussmethode«. Je nach Ausprägung des Mangels werden die verschiedenen Salze zu einer Tagesdosis zusammengestellt. Sie geben alle Pastillen in eine Dose (bitte keine Metalldose!) und »knabbern« die Ration (es können zehn bis 15 Pastillen mit einem Mal eingenommen werden) über den Tag verteilt. Am Abend muss die Dose leer sein. Ein Vorgehen nach der Methode »dreimal täglich« erübrigt sich. Diese Vorgehensweise ist so einfach, dass sie für jeden – auch für Berufstätige – praktikabel ist.

Täglicher Wechsel der Biomineralien

Eine weitere Möglichkeit besteht darin, jeden Tag nur ein bestimmtes Salz zu nehmen und am nächsten Tag ein anderes. Dem Körper wird damit die Gelegenheit gegeben, sich intensiv mit einem bestimmten Salz auseinander zu setzen. So können Sie die Reaktion auf jedes einzelne Mineral leichter nachvollziehen.

Einschleichen

Bei besonders sensiblen Menschen oder solchen, die eventuell eine Milchzuckerunverträglichkeit haben, kann eine einschleichende Dosierung helfen. Einschleichen bedeutet: Man nimmt fünf bis sieben Tage lang eine bis zwei Pastillen täglich von einem Biomineral, im Anschluss fünf Tage lang bis zu sechs Pastillen; in der dritten Woche sollte die Höchstmenge dieses Minerals (bis zu 25 Stück täglich) erreicht werden. Erst wenn man mit der Einnahme eines Salzes diese Schlussphase erreicht hat, kann ein weiteres zugeführt werden.

Handelsformen

Pastillen und Pulver

Die Schüßler'schen biochemischen Mittel gibt es in unterschiedlichen Handelsformen.
Man erhält sie, in unterschiedlich hohen Verdünnungsgraden, als Pastillen in einer Trägerstoffverreibung, als Pulver und als Dillution (Flüssigkeit). Bitte beachten Sie, dass es auch homöopathische Mittel gleichen Namens und gleicher Verdünnung gibt. Die Wirkung ist im Körper jedoch unterschiedlich (vgl. S. 67 ff.). Die Gemeinsamkeit besteht nur in der Bezeichnung der Verdünnung und in dem Bestreben, dem Körper mittels energetischer Arzneimittel zu helfen, den natürlichen Zustand der Gesundheit herzustellen.
In der Homöopathie finden Sie neben den Niederpotenzen (D1–D10) auch weit höhere Verdünnungen. Je höher die homöopathische Verdünnungsstufe ist, desto mehr wird der konstitutionelle Aspekt des Mittels in den Vordergrund gestellt.
Die Unterschiede zwischen Homöopathie und Schüßlerscher Biochemie werden schon im Grundsatz der Mittelwahl deutlich. In der Homöopathie wird das Mittel nach dem Ähnlichkeitsprinzip ausgewählt. Das heißt, das gewählte Mittel würde beim Gesunden bestimmte Symptome auslösen, diese jedoch beim Kranken heilen. Bei der Verordnung der Biomineralien werden dem Patienten Mittel zugeführt, die einen bestimmten (feinstofflichen) Mangel ausgleichen sollen.

Achten Sie beim Kauf darauf, dass es sich um echte Biomineraltabletten bzw. biochemische Mittel handelt. (Leider sind Apotheker in dieser Hinsicht oft nicht ausreichend informiert.) Auch die Preise variieren stark, durch einen Preisvergleich, vor allem auch mit Internetanbietern, können Sie bis zu 60 Prozent sparen. Der Markt hat sich durch die Öffnung der Apotheken ins Internet stark erweitert.
Es hat sich im Laufe der Zeit für jedes Salz eine bestimmte Verdünnung durchgesetzt. Schon Dr. Schüßler empfahl in der Regel eine D6-Potenz. Nur bei den Salzen Nr. 1 Calcium fluoratum, Nr. 3 Ferrum phosphoricum und Nr. 11 Silicea kann der Körper eine D12-Verdünnung besser verwerten. Das »D« steht für Dezimalpotenz und bezeichnet zusammen mit der Ziffer den Grad der Verdünnung. D6 beispielsweise bedeutet ein Gramm Mineralstoff auf 1 000 000 Gramm bzw. 1000 Kilogramm Trägerstoff. D12 beschreibt ein Verhältnis von einem Gramm Mineralstoff auf 1 000 000 Tonnen Trägerstoff. Als Trägerstoff dient üblicherweise Milchzucker.

Flüssige Biomineralien

Vom homöopathischen Laboratorium A. Pflüger sowie von der Markusapotheke in Stuttgart werden die Biomineralien auch in flüssiger Form (auf Alkoholbasis) angeboten.
Hierbei gilt die Dosierung: ein Tropfen entspricht einer Pastille. Achten Sie hierbei bitte darauf, den Schluck

Wasser, in dem die alkoholische Lösung enthalten ist, wie einen guten Wein etwas zu »kauen«, damit die Mineralstoffe über die Mundschleimhäute diffundieren können.

Was unterscheidet biochemische und grobmolekulare Mineralien?

Worin besteht der Unterschied zwischen Mineralien – wie Kalzium oder Magnesium – aus der Drogerie und Schüßler'schen biochemischen Salzen?
Stellen Sie sich vor, Sie möchten ein Haus bauen. Für dieses Haus benötigen Sie Steine. Da bei der Bestellung die Eigenschaften nicht weiter differenziert wurden, erhalten Sie Steinblöcke, wie sie für den Pyramidenbau benötigt worden wären. Um die Steine passend zu machen, müssen Sie zusätzliche Energie aufbringen, mit der Sie diese großen Blöcke in verwendbare Teile zerlegen. Fehlt Ihnen allerdings die Energie zum Zerteilen, bleiben die großen Blöcke zunächst unbearbeitet liegen, und Sie müssen beim Arbeiten immer um diese Blöcke herumgehen. Wird Ihnen hingegen die richtige Steingröße geliefert, kann die weitere Verarbeitung sofort beginnen. Sie brauchen keine zusätzliche Energie, und Ihr Haus ist schneller fertig.
Entsprechend diesem Bild können Sie sich auch den Unterschied vorstellen, der zwischen Mineralien in grobmolekularer Form (welche z. B. in der Drogerie oder in Re-

formhäusern angeboten werden) und den biochemischen Salzen nach Dr. Schüßler besteht.

Bei den grobmolekularen Mineralien ist zusätzliche Energie erforderlich, um sie für den Körper nutzbar zu machen. Sie werden erst über den Magen in den Darm geleitet und dort in den Blutkreislauf aufgenommen. Bei einer Störung der Darmflora wird das Mineral unter Umständen gar nicht resorbiert und gleich wieder ausgeschieden. Oder aber es lagert sich an Stellen ab, an denen es den Körper zunächst nicht weiter belastet. »Beliebte« Orte sind schlecht durchblutete Gewebe wie etwa Gelenke oder wenig beanspruchte Bindegewebe. Bei einem langfristigen Überangebot wird immer mehr abgelagert, und es kommt zur Verkalkung oder zur Einlagerung von Schlacken ins Bindegewebe, was sich z. B. als Muskelverhärtungen bemerkbar macht.

Diesen Vorgang gibt es bei den biochemischen Mitteln nicht. Die Salze gelangen über Mundschleimhaut und Blut direkt in die Körperbereiche, in denen ein Bedarf besteht. Da der Darm umgangen wird, ist selbst bei gestörter Darmflora eine optimale Aufnahme gewährleistet. Außerdem ist zusätzliche Energie für die Aufspaltung der Moleküle nicht erforderlich. Liegt ein Überangebot eines bestimmten Minerals vor, werden zunächst andere »Baustellen« versorgt. Ist dann immer noch etwas übrig, entstehen Depots in besser durchbluteten Bereichen, die bei Bedarf jederzeit angezapft werden können.

Grenzen der Anwendung

Schüßlersalze können für Seele, Geist und Körper eine Menge bewirken, jedoch sind sie kein Allheilmittel. Sie können naturheilkundliche wie schulmedizinische Therapien unterstützen, aber nicht ersetzen. Bei Unfällen, lebensbedrohlichen Erkrankungen und starken Schmerzen ist immer ein Arzt hinzuzuziehen. Bei vielen kleineren Beschwerden, die nicht selten durch Mineralstoffmangel verursacht werden, kann man jedoch mit Schüßlersalzen viel erreichen. Da sie keine Nebenwirkungen haben, sind sie ein optimales Hausmittel. Beizeiten eingenommen, können sie in großen Mengen verabreicht Cortison- und Antibiotikagaben durchaus verhindern.

Entschlüsselte Organsprache

Alles Kranksein wurzelt im Geiste. Der weltberühmte Schweizer Arzt Theophrastus Paracelsus (1493–1541), der Begründer einer neuen Heilkunde und Naturphilosophie, sah die Heilung einer Krankheit als das Werk der Geistes- und Seelenkräfte an, die der Arzt und die Arznei im besten Falle unterstützen, aber nicht bewirken können. Solange die wahren Ursachen unseres Krankseins nicht erkannt und behoben werden, gibt es keine echte Heilung. Sie sind vor allem im seelischen Fehlverhalten aufgrund geistiger Haltungen zu suchen.

Welches Organ betroffen ist, hängt von der Konstitution und der Erfahrung ab, die zur Persönlichkeitsentwicklung durchlebt werden soll. Paracelsus ging davon aus, dass es eine rein körperliche Erkrankung, ohne Beteiligung der Psyche bzw. Seele, nicht gibt. Jedes Organ steht für eine spezifische Erfahrung, die es zu verarbeiten gilt. Im folgenden Abschnitt wird das von Paracelsus festgelegte Prinzip aufgegriffen, und ausgewählte Krankheiten werden auf die Botschaft untersucht, die die Seele über den Körper sendet. Durch Hinweise auf Glaubenssätze bietet sich die Möglichkeit, ein Symptombild unter diesem Aspekt zu hinterfragen. Gerade bei chronischen Erkrankungen lohnt es sich, nach den mentalen Einstellungen bzw. dem subjektiven Vorteil der Erkrankung zu fragen.

Durch die bewusste Auseinandersetzung mit diesen Zusammenhängen sind Sie bereits auf dem richtigen Weg zur Heilung. Wirkliche Heilung vollzieht sich erst, wenn der geistige und mentale Unterbau stimmen. In dem Augenblick, in dem Sie aufhören, sich zu verurteilen und gegen sich zu kämpfen, kann Heilung geschehen.
Heilung in Ihr Leben einzuladen bedeutet auch, dass sie Ja sagen zu einer Veränderung und sie mit allen Konsequenzen umsetzen. Bei Umständen, die auf den ersten Blick unabänderlich scheinen, bewirkt oft eine neue Einstellung eine Besserung der Situation.
Die im Weiteren vorgestellten organsprachlichen Ausdrucksformen sind als Denkanstöße zu verstehen. Sie erheben weder einen Anspruch auf Vollständigkeit noch darauf, für Sie zutreffend zu sein. Sie sind eingeladen, in die angesprochene Richtung zu denken und sich auf dem eingeschlagenen Weg besser kennen zu lernen. Es hat sich als sinnvoll erwiesen, insbesondere die fünf bis sieben Tage vor Ausbruch eines Symptoms zu beleuchten. Sicher finden Sie weitere Aspekte, Glaubenssätze oder Zusammenhänge, die hier nicht erwähnt sind. Schreiben Sie sie einfach dazu.

Die nachfolgenden Empfehlungen entheben Sie nicht der Verantwortung, weitere Abklärung durch einen Arzt oder Heilkundigen zu suchen. Bei allen neu auftretenden Beschwerden, die mit Fieber (länger als drei Tage), starkem Gewichtsverlust oder starken Schmerzen einhergehen, sollten Sie keine Selbstbehandlungen vornehmen, sondern einen Arzt oder Heilpraktiker aufsuchen.

Auf den folgenden Seiten finden Sie in alphabetischer Reihenfolge Beschreibungen ausgewählter Störungen und Erkrankungen. Aufklärung über Organsprache und Chakrenstörungen sowie die Erläuterung der Glaubenssätze, die zu den Störungen führen können, helfen Ihnen, einen neuen Zugang zu Psyche und Seele zu finden. Wenn Ihnen die Harmonisierung eines der Chakren erforderlich scheint, Sie sich aber bei der Wahl der richtigen Farbe unsicher sind, dann sollten Sie das betreffende Chakra mit weißem Licht ansprechen, denn in weißem Licht sind alle Farben enthalten. Im Abschnitt »Empfehlungen« finden Sie Hinweise zur Einnahme der Schüßlersalze, die Sie auf dem Weg zur Heilung unterstützen. Die angegebene Menge an Pastillen ist die Menge, die über den Tag verteilt eingenommen werden sollte. Die Affirmationen können Sie bei der Veränderung Ihrer Einstellung unterstützen. Sie geben Ihnen positive Gedanken an die Hand, die Sie den negativen entgegenstellen können. So verändern Sie nach und nach Ihre negative Programmierung.

Jedes Organsystem steht für ein ganz bestimmtes Hauptthema. Je nach Symptom ergibt sich daraus ein ganz spezielles Thema, das die Situation, in der der Patient sich befindet, beschreibt. Beide Themen sollten im Zusammenhang betrachtet werden.

Atmung

Die Atmung ermöglicht uns die Aufnahme des lebenswichtigen Sauerstoffs und macht ihn für den Körper verwendbar. Für die Atmung sind nicht nur die Lunge und die Bronchien zuständig, sondern auch die Haut und alle Zellen des Körpers. Man unterscheidet die äußere und die innere Atmung. Zur äußeren Atmung gehören Lunge, Bronchien und Haut. Die Atmung auf der Zellebene wird als innere Atmung bezeichnet. Die Atemorgane erfüllen außerdem eine Schutzfunktion, indem sie Staub und Erreger aus der Atemluft filtern.
Beschwerden des Atemsystems weisen darauf hin, dass es uns schwer fällt, uns vor den Einflüssen der Umwelt zu schützen und angemessen auf Attacken oder Aggressionen (ob tatsächlich oder eingebildet) zu reagieren. Bestimmte Wunden, die uns das Leben zugefügt hat, können nicht geschlossen werden. Störungen des Atemsystems zeigen, dass Groll, Unversöhnlichkeit, Verbitterung, Traurigkeit oder die Weigerung zur Vergebung und zum Vergessen vorliegen können. Im schlimmsten Fall kann es auch der Wunsch nach Rache sein.

Lunge/Bronchien (Herzchakra), Stimmbänder (Halschakra)

Die Lunge ist ein nach außen hin ständig offenes Organ. Die 300 Millionen winziger Säckchen, die in der Vergrößerung an einen Weintraubenstiel erinnern, haben eine Gesamtoberfläche von mehreren Hundert Quadratmetern. Luftverschmutzung und Rauchen schädigen die Schleimhaut der Lunge. Die Lunge sollte in der Lage sein, sich selbst zu verteidigen. Nasen- und Bronchialschleimhaut unterstützen sie dabei.

Die Lunge ist das einzige vegetativ (unbewusst und unwillkürlich) gesteuerte Organ, welches sich willentlich beeinflussen lässt. Daher kann die Atmung durch Entspannungstechniken beruhigt werden und so beim Loslassen von Spannungen helfen.

Die Lunge steht auch für die Fähigkeit, das Leben zu genießen. Ist die Lunge anfällig für Störungen, kann das ein Hinweis darauf sein, dass es nicht gelingt, mit den Anforderungen von außen umzugehen. Bronchitis und Schnupfen zur Winterzeit können anzeigen, dass der Betroffene mit der kalten Außentemperatur auf Kriegsfuß steht. Er fühlt sich durch die Kälte sehr gefordert, zuweilen auch überfordert. Da alles unbewusst abläuft, kann er auf die Situation kaum Einfluss nehmen. Oft ist sie mit dem Gefühl verbunden, dass der Freiraum fehlt, um sie zu überwinden.

Die Botschaft, die der Körper hier eindringlich sendet, lautet: Genieße das Leben und entsinne dich deiner Wünsche.

Folgende Biomineralien unterstützen die Funktion:

- Nr. 1 Calcium fluoratum D12 – Elastizität des Gewebes, Verhärtung
- Nr. 3 Ferrum phosphoricum D12 – Verbesserung des

Sauerstofftransportes in die Zellen, Schutz gegen Einflüsse von außen

- Nr. 4 Kalium chloratum D6 – Schutz der Schleimhäute, Senkung der Sensibilität gegenüber den Einflüssen von außen
- Nr. 11 Silicea D12 – Halt und Festigkeit, klare Abgrenzung bei der Kommunikation

Nase (Wurzelchakra), Nasennebenhöhlen (Solarplexuschakra)

Die Nase stellt die erste Filterstation gegen Einflüsse von außen dar. »Ich kann den nicht riechen« oder »Der hat den richtigen Riecher« sind Hinweise des Volksmunds auf die weit über das Riechen hinausgehende Funktion der Nase. Bei Symptomen an den Nasenschleimhäuten sollte man sich die Frage stellen, wovon man die Nase voll hat, wen oder was man nicht mehr riechen kann (will) oder wovon der Kopf voll ist. Riechen und Fühlen sind eng miteinander verbunden, da sie beide im limbischen System des Gehirns registriert werden.
Biomineralien zur grundsätzlichen Unterstützung der Funktion:

- Nr. 3 Ferrum phosphoricum D12 – Schutz gegen Einflüsse von außen
- Nr. 4 Kalium chloratum D6 – Schleimhautschutz, Entgiftung, Minderung der Empfindlichkeit der Einflüsse von außen

Fortpflanzungsorgane (Sexualchakra)

Zu den Fortpflanzungsorganen zählen die äußeren Geschlechtsteile, Geschlechtsdrüsen (Hoden und Eierstöcke) sowie Uterus (Gebärmutter) und Prostata (Vorsteherdrüse).

Das Fortpflanzungssystem ist zunächst dazu da, Leben zu schenken. Es steht jedoch auch für den Aspekt, Lust zu erschaffen. Der Schöpfergeist wird in Naturvölkern durch Figuren mit überdimensional großen Geschlechtsteilen dargestellt.

Störungen im Fortpflanzungsapparat sagen uns, dass es zu Spannungen zwischen den Gegensätzen kommt. Häufig sind es Spannungen zwischen Partnern, die z. B. durch Abwesenheit, Frustration, Tod oder Konflikte entstehen. Ein weiterer Aspekt ist das Unvermögen, sich der Rolle als Frau bzw. als Mann vollkommen zu stellen.

Biomineralien zur grundsätzlichen Unterstützung der Funktion:

- Nr. 3 Ferrum phosphoricum D12 – Schutz gegen Einflüsse von außen, Salz bei Problemen mit der männlichen Rolle
- Nr. 4 Kalium chloratum D6 – Schleimhautschutz, Entgiftung, Minderung der Empfindlichkeit der Einflüsse von außen
- Nr. 7 Magnesium phosphoricum D6 – Hinterfragen der gewählten Rolle
- Nr. 10 Natrium sulfuricum D6 – Entschlackung, Los-

lassen überlebter Muster, Salz bei Problemen mit der weiblichen Rolle

Harnwege

Der Mensch besteht zu 90 Prozent aus Wasser, das ständig gereinigt werden muss. Die Aufgabe der Harnwege ist die Ausscheidung von flüssigen Giften. Pro Tag durchlaufen 1500 Liter Blut die Nieren. Das Blut wird gefiltert, die Ausscheidung eingedickt und in Form von nur anderthalb Litern Harn zur Ausscheidung gebracht. Das Wasser des Körpers ist jedoch nicht nur Spülflüssigkeit, es ist auch Träger der gespeicherten Erinnerung des Menschen. In der chinesischen Medizin ist die Niere dem Element Wasser zugeordnet, das auch für die ererbten Erinnerungen steht. Darunter versteht man die Erinnerungen, die durch die Zellspeicherung über Generationen weitergegeben werden.

Beschwerden an den Harnwegen weisen auf Spannungen bezüglich der Fundamente hin, auf die wir unser Leben aufgebaut haben. Sie zeigen Angst vor eventuellen Veränderungen sowie tiefe Ängste vor Partnerschaft, Eltern, Elternschaft, schweren Krankheiten oder Tod.

Nieren (Sexualchakra)

Die Nieren liegen paarig angeordnet rechts und links der Wirbelsäule unter dem Zwerchfell. Eine Niere ist zehn bis zwölf Zentimeter lang, vier bis sechs Zentimeter breit, etwa vier Zentimeter dick und wiegt 120 bis 200 Gramm. Zu ihren Aufgaben zählen die Ausscheidung von Stoffwechselprodukten und Fremdsubstanzen (z. B. Medikamente), Aufrechterhaltung der Elektrolytkonzentration und des osmotischen Drucks, Aufrechterhaltung des Säure-Basen-Gleichgewichts, Bildung der Hormone Renin (zuständig für die Blutdruckregulation und den Elektrolythaushalt) und Erytropoetin (zuständig für die Bildung des roten Blutfarbstoffs Hämoglobin) sowie die Umwandlung des Vitamins D in seine aktive Form. Die Niere scheidet Urin aus und trägt so zur Balance des Säure-Basen- und Elektrolythaushaltes im Blut bei.
In der Niere befindet sich ein komplexes Kanalgeflecht, welches die Filterfunktion übernimmt (Glomeruli). Bevor schulmedizinisch messbar pathologische Werte nachzuweisen sind, sind bereits 70 Prozent des Nierengewebes zugrunde gegangen. Entsprechende Hinweise gibt der Körper durch einen Mangel an Nr. 9 Natrium phosphoricum D6 bereits erheblich früher. Die organsprachliche Aussage ist ein Thema mit Partnerschaft, Eltern, Elternschaft oder Angst allgemein. Sie stehen für die Reinigung und Klärung negativer Emotionen. Zeigen sich die Nieren über Symptome, so ist das ein Hinweis darauf, dass es mehr zu klärende Emotionen gibt, als derzeit bewältigt werden können. Wir fühlen uns überwältigt (oder

unfähig), mit bestimmten Emotionen umzugehen. Wie bei allen paarig angelegten Organen steht auch hier die linke Seite für das weibliche und die rechte Seite für das männliche Prinzip.
Biomineralien zur grundsätzlichen Unterstützung der Funktion:

- Nr. 2 Calcium phosphoricum D6 – Eiweißregulation, Vertrauen in die innere Führung
- Nr. 8 Natrium chloratum D6 – Wasserhaushalt, Gleichgewicht von Geben und Nehmen
- Nr. 9 Natrium phosphoricum D6 – Säure-Basen-Gleichgewicht, das richtige Maß für Veränderungen finden
- Nr. 10 Natrium sulfuricum D6 – Entschlackung, Loslassen von Überholtem

Blase (Wurzelchakra)

Die Harnleiter ziehen als Kanalverbindung in 30 Zentimeter langen und zwei bis drei Millimeter dicken Schläuchen von den Nieren zur Blase. Die Harnblase liegt im kleinen Becken unterhalb des Bauchraums hinter der Schambeinfuge. Sie ist ein muskulöses Hohlorgan und Sammelgefäß für Urin. Das Fassungsvermögen beträgt zwischen 400 und 500 Millilitern. Ab 150 Millilitern Blaseninhalt wird Harndrang wahrgenommen.
Organsprachlich steht die Blase für emotionale, sexuelle

oder spirituelle Themen. Entsprechende Symptome lassen darauf schließen, dass das Loslassen in einem oder mehreren der genannten Bereiche Schwierigkeiten bereitet. Harn könnte man auch als Abwasser bezeichnen. Wer Schwierigkeiten beim Wasserlassen verspürt, kann im Allgemeinen seine alten (schmerzhaften) Erinnerungen, Denkmuster oder Gewohnheiten nicht aufgeben. Eine Blasenentzündung kann die Auflehnung gegen diese innere Einstellung anzeigen. »Ich möchte loslassen, aber ich kann nicht.«
Biomineralien zur grundsätzlichen Unterstützung der Funktion:

- Nr. 2 Calcium phosphoricum D6 – Eiweißregulation, Vertrauen in die innere Führung
- Nr. 7 Magnesium phosphoricum D6 – Entkrampfung, Hinterfragen der eingenommenen Rollen
- Nr. 8 Natrium chloratum D6 – Wasserhaushalt, Gleichgewicht von Geben und Nehmen
- Nr. 9 Natrium phosphoricum D6 – Säure-Basen-Gleichgewicht, das richtige Maß für Veränderungen finden
- Nr. 10 Natrium sulfuricum D6 – Entschlackung, Loslassen von Überholtem

Haut (Solarplexuschakra)

Die Hülle des Körpers umgibt ihn mit ca. zwei Quadratmetern Fläche. Sie stellt die direkte Verbindung zwischen den körperlichen und geistigen Funktionen dar. Die Haut ist stark von Nerven und Blutgefäßen durchzogen. Sie ist ein Informationssystem, das direkt mit dem Gehirn verbunden ist. Die Haut hat zum einen Kontakt- und Abgrenzungsfunktion, zum anderen dient sie als Schutz und Ausscheidungsorgan. Sind Dickdarm, Niere oder Lunge überlastet, hilft die Haut durch Schweißabsonderungen, Geruchsentwicklung oder Dermatosen (Hautsymptome), die Gifte aus dem Körper zu schleusen.
Mit dem Tastsinn treten wir über die Haut mit der Umwelt in näheren Kontakt. Je steriler die Gesellschaft sich zeigt, desto größer ist die körperliche Distanz. In unserer Gesellschaft entschuldigt man sich, wenn man jemanden aus Versehen berührt. Dem anderen ins Wort zu fallen, ist eher akzeptabel.
Hautprobleme wie Schuppenflechte, Ekzem, Warzen, Vitiligo (Weißfleckkrankheit) sind Zeichen, dass die Umwelt (vermeintlich oder tatsächlich) als aggressiv wahrgenommen wird. Eine Hauterkrankung kann auch eine »gute Rechtfertigung« dafür sein, um nicht in Kontakt treten zu müssen. Die Lokalisierung der Hautveränderung macht das Thema noch deutlicher.
Biomineralien zur grundsätzlichen Unterstützung der Funktion:

- Nr. 1 Calcium fluoratum D12 – Schutz der Haut, Elastizität, Flexibilität
- Nr. 4 Kalium chloratum D6 – Senkung der Sensibilität gegenüber den Einflüssen von außen

Kreislauf (Herz, Venen, Arterien)

Das Blut im Kreislaufsystem hat die Aufgabe, Sauerstoff in jede Zelle und in den letzten Winkel des Körpers zu transportieren sowie Giftstoffe von dort wegzuschaffen und den zuständigen Organsystemen zuzuführen. Kreislaufprobleme zeigen, dass es Schwierigkeiten macht, das Leben frei fließen zu lassen. Liebe und Lebensfreude sind meist entweder nicht vorhanden oder können nicht zum Ausdruck gebracht werden. Themen können beispielsweise die Frage nach emotionalen Verletzungen sein, die Liebe und Freude ausgelöscht haben, oder nach Angst machenden Gefühlen.
Biomineralien zur grundsätzlichen Unterstützung der Funktion:

- Nr. 1 Calcium fluoratum D12 – Auflösung von Verhärtungen, Flexibilität im Denken
- Nr. 7 Magnesium phosphoricum D6 – Entspannung, Entkrampfung, Hinterfragen der übernommenen Rollen

Herz (Herzchakra)

Das Herz ist ein intelligentes autonomes Organ. Es reagiert unmittelbar auf jedes Ereignis und jede Regung. Blutdruck und Herzfrequenz werden blitzschnell an Situationen angepasst. Die Steuerung erfolgt über das Gehirn. Seit jeher wird das Herz mit Liebe und Gefühlen in Verbindung gebracht. Wahre Liebe ist allein mit Leidenschaft nicht zu stillen. Herzbeschwerden entstehen durch die Unfähigkeit, Liebe zu leben. Dies kann bedeuten, dass Hass, Gewalt oder Aggressionen viel Raum gegeben wird, auch wenn sie auf Umwegen, z. B. über Sport (vorwiegend Kampfsportarten), zum Ausdruck gebracht werden. Herzinfarkt, Herzjagen, Herzstolpern sowie Angina Pectoris können die Anstrengung zum Ausdruck bringen, die wir aufbringen müssen, um unsere Gefühle zu beherrschen. Es ist wichtig, dem eigenen Tun Freude abzugewinnen und für ausreichend Entspannung zu sorgen. Biomineralien zur grundsätzlichen Unterstützung der Funktion:

- Nr. 1 Calcium fluoratum D12 – Auflösung von Verhärtungen, Flexibilität im Denken
- Nr. 7 Magnesium phosphoricum D6 – Entspannung, Entkrampfung, Hinterfragen der übernommenen Rollen

Arterien (Solarplexuschakra)

Die Arterien befördern frisches, sauerstoffreiches, aktives Blut. Die Probleme der Arterien entsprechen in etwa denen der Venen, jedoch in einer aktiven Form. Entweder werden Emotionen stark er- und gelebt oder nahezu völlig unterdrückt. Zu hoher oder zu niedriger Blutdruck sind die Folge. Bei Störungen an den Arterien kann sich die Unfähigkeit zeigen, Liebe und Lebensfreude einen Platz in unserem Leben einzuräumen.
Biomineralien zur grundsätzlichen Unterstützung der Funktion:

- Nr. 1 Calcium fluoratum D12 – Auflösung von Verhärtungen, Flexibilität im Denken
- Nr. 7 Magnesium phosphoricum D6 – Entspannung, Entkrampfung, Hinterfragen der übernommenen Rollen
- Nr. 8 Natrium chloratum D6 – Wasserhaushalt, Gleichgewicht von Geben und Nehmen

Venen (Solarplexuschakra)

Ähnlich wie Herzprobleme geben Venenprobleme einen Hinweis darauf, dass Lebensfreude und Liebe nur schwer ein Platz im Leben eingeräumt werden kann. Stagniert die Lebensfreude, kommt es zu Schwermut und Gefühlen von Machtlosigkeit. Der Betroffene empfindet eine starke Sehnsucht nach Lebensglück. Krampfadern und Venen-

probleme können anzeigen, dass sich der Betroffene gezwungen fühlt, Umstände zu akzeptieren, die ihn daran hindern, wirklich glücklich zu sein.
Biomineralien zur grundsätzlichen Unterstützung der Funktion:

- Nr. 1 Calcium fluoratum D12 – Auflösung von Verhärtungen, Flexibilität im Denken
- Nr. 7 Magnesium phosphoricum D6 – Entspannung, Entkrampfung, Hinterfragen der übernommenen Rollen
- Nr. 8 Natrium chloratum D6 – Wasserhaushalt, Gleichgewicht von Geben und Nehmen
- Nr. 9 Natrium phosphoricum D6 – Säure-Basen-Gleichgewicht, das richtige Maß für Veränderungen finden
- Nr. 10 Natrium sulfuricum D6 – Entschlackung, Loslassen von Überholtem

Gehirn, Nerven, Rückenmark

Das Nervensystem ist die große Datenbank unseres Körpers. Es sammelt, speichert und rekonstruiert alle angeborenen und erworbenen Daten eines Menschen. Dadurch werden die Weiterentwicklung und damit das Überleben in seiner Umwelt ermöglicht. Gehirn und Rückenmark gehören zum zentralen Nervensystem. Man unterschei-

det anatomisch das periphere Nervensystem und funktionell das autonome (= vegetative) und das willkürliche (= animale) Nervensystem.
Grundsätzlich kann man sagen, dass bei Störungen in diesem Organsystem Verstand und Wille zu stark in den Vordergrund treten. Vorstellungen und Wünsche können nur schwer verwirklicht werden. »Was lähmt mich?«, ist hier die zentrale Frage.
Biomineralien zur grundsätzlichen Unterstützung der Funktion:

- Nr. 1 Calcium fluoratum D12 – Auflösung von Verhärtungen, Flexibilität im Denken
- Nr. 2 Calcium phosphoricum D6 – Entspannung, sich dem Fluss des Lebens anzuvertrauen
- Nr. 5 Kalium phosphoricum D6 – Salz zur Lecithinbildung, Nervensalz, Gedankenhygiene
- Nr. 7 Magnesium phosphoricum D6 – Entspannung, Entkrampfung, Hinterfragen der übernommenen Rolle

Gehirn (Kronenchakra)

Störungen am Gehirn zeigen, dass der Betroffene jedes Problem verstandesmäßig zu erfassen und zu beherrschen versucht. Rationale Logik, Vernunft und Urteilsvermögen beherrschen das Denken und Tun. Er gesteht sich keine Gefühle zu und ignoriert eine möglicherweise mit der seelischen Verfassung zusammenhängende Emo-

tion, die als störend und lästig empfunden wird. Effizienz und Rentabilität sind gefragt, nichts anderes zählt. Es ist auffällig, dass besonders Menschen, die schon früh in ihrem Leben Verantwortung übernehmen mussten, an Erkrankungen wie Morbus Alzheimer oder Demenz leiden oder ein Burn-out-Syndrom bekommen. Bei Stadtbewohnern sind diese Erkrankungen häufiger anzutreffen. Durch ihre »Kopflastigkeit« neigen diese Personen dazu, immer Recht haben zu wollen. Irrtümer werden als Zeichen von Schwäche gesehen. Somit kann ein Fehler nur mit Gefühlen von Versagen und Schuld angenommen werden, nicht jedoch als Notwendigkeit im Dienst der Evolution.
Biomineralien zur grundsätzlichen Unterstützung der Funktion:

- Nr. 1 Calcium fluoratum D12 – Auflösung von Verhärtungen, Flexibilität im Denken
- Nr. 2 Calcium phosphoricum D6 – Entspannung, sich dem Fluss des Lebens anzuvertrauen
- Nr. 5 Kalium phosphoricum D6 – Salz zur Lecithinbildung, Nervensalz, Gedankenhygiene
- Nr. 7 Magnesium phosphoricum D6 – Entspannung, Entkrampfung, Hinterfragen der übernommenen Rolle

Nerven (Kronenchakra)

Erkrankungen des Nervensystems können ein Hinweis darauf sein, dass es schwer fällt, die eigenen Wünsche

und Vorstellungen zu verwirklichen. Kommt es zu Störungen an den Nerven, versagen Übermittlung und Steuerung. Was lähmt? Was will nicht getan werden? Was will nicht gefühlt werden? Das sind Fragen, die sich der Betroffene stellen sollte. Die Lage des betroffenen Nervs ist hier besonders zu berücksichtigen, um das Thema weiter einzugrenzen.
Biomineralien zur grundsätzlichen Unterstützung der Funktion:

- Nr. 2 Calcium phosphoricum D6 – Entspannung, sich dem Fluss des Lebens anzuvertrauen
- Nr. 3 Ferrum phosphoricum D12 – Salz der ersten Entzündungsphase, Schutz vor Attacken von außen
- Nr. 5 Kalium phosphoricum D6 – Salz zur Lecithinbildung, Nervensalz, Gedankenhygiene
- Nr. 7 Magnesium phosphoricum D6 – Entspannung, Entkrampfung, Hinterfragen der übernommenen Rolle

Verdauungssystem

Das Verdauungssystem dient dazu, Nahrung aufzunehmen, zu zerkleinern, in brauchbare und unbrauchbare Bestandteile zu trennen und der Verwendung entsprechend zuzuführen. Zum Verdauungssystem gehören Zähne, Mund, Speiseröhre, Magen, Leber, Galle, Bauchspeicheldrüse, Dünndarm und Dickdarm. Beschwerden im

Verdauungssystem machen deutlich, dass es schwer fällt, das, was im Leben geschieht, zu schlucken und zu verdauen. Je älter das emotionale Thema ist, desto weiter hinten im Verdauungstrakt (Richtung Enddarm) liegt die Störung.

Mund/Speiseröhre (Halschakra)

Von den Zähnen zerkleinerte und mit Speichel breiig gemachte Nahrung wird durch die Enzyme des Speichels bereits im Mund zerlegt. Stärke wird in Zucker umgewandelt. Die weich gekaute Nahrung gelangt durch Schlucken in die Speiseröhre, wo sie über die Peristaltik (Eigenbewegung der inneren Organe) zur Weiterverarbeitung in den Magen befördert wird. Bei Störungen in diesem Bereich lautet das allgemeine Thema: Worauf wird herumgekaut? Wo verliert man den Biss? Was kann nicht angenommen/geschluckt werden?
Biomineralien zur grundsätzlichen Unterstützung der Funktion:

- Nr. 3 Ferrum phosphoricum D12 – Sauerstoffversorgung, Schutz gegen Einflüsse von außen
- Nr. 4 Kalium chloratum D6 – Schleimhautschutz, Entgiftung, Minderung der Empfindlichkeit der Einflüsse von außen

Magen (Solarplexuschakra)

Der Magen ist eine sackartige Erweiterung des Verdauungstraktes und die zweite Station des Speisebreis. Im Magen werden durch die hohe Salzsäurekonzentration Bakterien, die den Körper schädigen würden, abgetötet. Verschiedene Enzyme spalten den Speisebrei weiter auf. Der Magen steht organsprachlich für das emotionale Aufnehmen von Ereignissen und Situationen. Er spiegelt wider, wie wir den emotionalen Inhalt unserer Lebenserfahrungen verdauen. Der Magen hat organisch eine Mischfunktion. Emotionale Probleme werden immer wieder unverdaut im Kreis gedreht. Erkrankungen des Magens deuten darauf hin, dass uns etwas nicht bekommt oder es uns sauer aufstößt. Meist hat es mit der materiellen Welt zu tun. Finanzielle, rechtliche, berufliche oder schulische Schwierigkeiten können sich als Magenbeschwerden offenbaren. Etwas, das ca. drei bis sechs Wochen zurückliegt, ist emotional unverdaulich (handelt es sich um eine Entzündung, wurde der Konflikt aktualisiert). Von den Betroffenen hört man Aussagen wie »Das liegt mir schwer im Magen« oder »Ich habe noch immer nicht verdaut, was da geschehen ist«. Die Übersäuerung des Magens zeigt an, dass wir aufhören sollen, über Dinge nachzugrübeln. Wird das Verhalten nicht verändert, kann aus einem sauren Aufstoßen ein Magengeschwür oder sogar Magenkrebs werden. Eine derartige Krankheitsgenese ist ein deutliches Zeichen dafür, wie schwer es uns fällt, Erfahrungen, Schocks und unbewältigte Probleme in unser Leben zu integrieren.

Biomineralien zur grundsätzlichen Unterstützung der Funktion:

- Nr. 4 Kalium chloratum D6 – Schleimhautschutz, Entgiftung, Minderung der Empfindlichkeit der Einflüsse von außen
- Nr. 8 Natrium chloratum D6 – Bildung von Salzsäure im Magen, Entgiftung, Gleichgewicht von Geben und Nehmen
- Nr. 9 Natrium phosphoricum D6 – Säure-Basen-Ausgleich, zum inneren Wert finden

Leber (Solarplexuschakra)

Die Leber liegt im rechten Rippenbogen und ist die mit ca. zwei Kilogramm größte Drüse und gleichzeitig auch das größte Organ des Körpers. Ihre drei Hauptfunktionen sind: Produktion der Galle, Reinigung des Blutes und die Verstoffwechselung der Nahrung. Sie wird von der Pfortader mit nährstoffreichem venösem Blut aus dem Dünndarm und über die Leberarterie mit sauerstoffreichem Blut versorgt. Überschüssige Proteine, Fette und Zucker werden von der Leber ausgeschieden.
Die allgemeinen organsprachlichen Themen bei Störungen an der Leber sind ein Hinweis darauf, dass etwas nicht verarbeitet werden kann. Trauer, Wut, Kritik, Eifersucht, Hass und Neid sind Emotionen, die die Leber belasten. »Was ist mir über die Leber gelaufen?« »Er wird gelb vor Neid.« Die Leber speichert innere Anspannung,

Stress, bittere, gereizte Gedanken und Gefühle, die nicht zum Ausdruck gebracht wurden. Die in der Leber gespeicherte Trauer muss sich nicht auf verstorbene Personen beziehen. Es kann sich hierbei auch um verpasste Gelegenheiten handeln.
Reagiert eine Person übertrieben sauer und wird schnell laut, entzieht sie der Leber die Energie, die diese für die Verstoffwechselung braucht. Das Organ kann seine Funktionen in der Verdauungsphase nicht mehr ausführen. »Fressen« die Betroffenen die Emotionen in sich hinein, verdichten sich die Energien in der Leber und sie riskieren schwer wiegende Erkrankungen wie Krebs, Zirrhose oder Zysten.
Störungen an der Leber zeigen jedoch auch, wie wir uns selbst und andere sehen. Es könnte ein Hinweis darauf sein, dass das Bild, das wir uns von uns selbst gemacht haben, durch unsere Lebenserfahrungen infrage gestellt wird. Die natürliche Lebensfreude wird durch Bitterkeit gegenüber der Außenwelt ersetzt, weil diese uns nicht so sehen will, wie wir es gerne hätten.
Biomineralien zur grundsätzlichen Unterstützung der Funktion:

- Nr. 3 Ferrum phosphoricum D12 – Eisen und Sauerstofftransport, Schutzschild gegenüber den Einflüssen von außen
- Nr. 6 Kalium sulfuricum D6 – Sauerstoffversorgung, Stoffwechselunterstützung, Verzeihen
- Nr. 10 Natrium sulfuricum D6 – Schlackenabbau, Entgiftung, Loslassen alter Themen

- Nr. 12 Calcium sulfuricum D6 – Katalysator, Entgiftung, Finden neuer Möglichkeiten

Bauchspeicheldrüse (Solarplexuschakra)

Probleme an der Bauchspeicheldrüse zeigen organsprachlich, dass das Leben über Vernunft geregelt werden will. Freude und Vergnügen finden nur wenig Raum. Es fehlt die Süße des Lebens, denn materielle Werte, Beruf und Karriere sind von großer Bedeutung im Leben des Betroffenen. Die Beschwerden drücken aus, dass Angst, etwas zu versäumen, etwas nicht zu wissen oder nicht die volle Leistung zu bringen, das Leben beherrscht. Der Betroffene neigt außerdem zur Glorifizierung der Vergangenheit, stellt sich ungern der Gegenwart und legt großen Wert darauf, den gesellschaftlichen Normen zu entsprechen. Dieser Wunsch nach Regeln ist im Lebensrhythmus von Diabetikern wiederzufinden. Halten sie sich nicht daran, riskieren sie Komplikationen.
Biomineralien zur grundsätzlichen Unterstützung der Funktion:

- Nr. 10 Natrium sulfuricum D6 – Bauchspeicheldrüsenfunktionssalz, Schlackenabbau, Entgiftung, Loslassen alter Themen
- Nr. 12 Calcium sulfuricum D6 – Katalysator, Entgiftung, Suche nach neuen Möglichkeiten

Galle (Solarplexuschakra)

Die Funktionen von Leber und Gallenblase stehen in unmittelbarer Verbindung. Der in der Leber produzierte Gallensaft wird in der Gallenblase gespeichert und bei Bedarf in der Nähe des Magenausgangs in den Dünndarm abgegeben. Der Gallensaft dient vor allem der Verdauung von Fetten. Die Gallenblase ist an der Verdauung der physischen Nahrung ebenso beteiligt wie an der psychischen. Probleme mit der Galle zeigen an, dass es Schwierigkeiten macht, Gefühle zu klären und zu verarbeiten. Die Frage »Werde ich anerkannt oder für das geliebt, was ich darstelle?« beschäftigt diese Menschen. Betroffene haben meist gute Gründe, andere zu manipulieren, zu nötigen oder zu benutzen. Rechtfertigung der Handlungen und heftige Wutausbrüche sind gestaute Energien der Galle. Gallenkranke haben in Bezug auf sich ein besonderes Gerechtigkeitsgefühl.
Biomineralien zur grundsätzlichen Unterstützung der Funktion:

- Nr. 6 Kalium sulfuricum D6 – Unterstützung der Leber bei der Galleproduktion
- Nr. 10 Natrium sulfuricum D6 – Verseifung der Fette, Gefühle im Fluss halten
- Nr. 12 Calcium sulfuricum D6 – Katalysator, Entgiftung, Suche nach neuen Möglichkeiten

Dünndarm (Solarplexuschakra)

Der Dünndarm ist mehr als sechs Meter lang. Er teilt sich in die drei Abschnitte Duodenum, Ileum und Jejunum. Die Oberfläche des Dünndarms ist durch unzählige Ausstülpungen vergrößert. Er ist organisch für den Stoffwechsel zuständig. Nährstoffe aus der Nahrung werden transformiert und ins Blut überführt. Nicht verwertbare Bestandteile werden zur Ausscheidung weitertransportiert.

Auf der Ebene der Organsprache steht der Dünndarm für Themen, die etwa sechs Wochen bis sechs Monate zurückliegen. Grundsätzlich stellen Störungen des Dünndarms Unklarheiten in der eigenen Wertedefinition dar. Gesellschaftliche Werte werden vor die eigenen gestellt und entsprechend gelebt.

Verwertbares wird von Wertlosem getrennt. Durchfälle, Geschwüre und andere Störungen machen deutlich, dass es uns schwer fällt, Erfahrungen anzunehmen, ohne sie vorher zu kontrollieren. Die Störungen können auch anzeigen, dass man dazu neigt, Ereignisse und Menschen zu stark zu werten. Betroffene neigen zum »Schwarz-Weiß-Sehen«. Zu hart wird in Gut und Böse, Recht und Unrecht eingeteilt.

Biomineralien zur grundsätzlichen Unterstützung der Funktion:

- Nr. 4 Kalium chloratum D6 – Schleimhautschutz, Entgiftung, Minderung der Empfindlichkeit der Einflüsse von außen

- Nr. 6 Kalium sulfuricum D6 – Unterstützung des Stoffwechsels
- Nr. 8 Natrium chloratum D6 – Regulation des Wasserhaushaltes, Zellwasserpumpe, Entgiftung, Gleichgewicht von Geben und Nehmen
- Nr. 9 Natrium phosphoricum D6 – Säure-Basen-Ausgleich, zum inneren Wert finden
- Nr. 10 Natrium sulfuricum D6 – Verseifung der Fette, Gefühle im Fluss halten

Dickdarm (Wurzelchakra)

An den Dünndarm schließt sich hinter der Ileozökalklappe der Dickdarm an. Physisch hat er die Aufgabe, den Stuhlbrei weiter einzudicken und organische Materie, die nicht verwertet wurde, aus dem Körper zu leiten. Er sorgt dafür, dass der Organismus sich nicht vergiftet und nicht an dem Unverwertbaren erstickt. Durch die Peristaltik des Darms wird der Stuhlbrei durchmischt und der Vortrieb des Stuhlgangs ermöglicht. Im aufsteigenden Dickdarm findet die letzte Station der Aufspaltung und Vergärung statt. Ausscheidung und Loslassen mit Leichtigkeit sind hier das organsprachliche Thema.
Der Dickdarm ist das Symbol für das Leben und den sich entfaltenden Prozess. Der Dickdarm steht ebenso für Bauchgefühl, Mut, Intuition, innere Stärke und Instinkte. Probleme am Dickdarm deuten auf Angst vor dem Leben und den anstehenden Prozessen hin. Erfahrungen können nur schwer integriert und losgelassen werden. Abge-

lagerte Reste alter Gedankenmuster und nicht verarbeiteter Themen verstopfen den Ausscheidungsweg. Der klebrige Schlamm der Vergangenheit belastet das System. Themen, die sich am Dickdarm festmachen, sind zeitlich meist in der Kindheit zu suchen. Probleme der frühen Kindheit zeigen sich am Enddarm. Die Angst zu scheitern, sich zu irren, übermäßige Zurückhaltung sowie nicht aufgeben und nicht loslassen zu können, bringt sich z. B. durch Verstopfung, Schmerzen und Blähungen zum Ausdruck.

Biomineralien zur grundsätzlichen Unterstützung der Funktion:

- Nr. 4 Kalium chloratum D6 – Schleimhautschutz, Entgiftung, Minderung der Empfindlichkeit der Einflüsse von außen
- Nr. 6 Kalium sulfuricum D6 – Unterstützung des Stoffwechsels
- Nr. 7 Magnesium phosphoricum D6 – Förderung der Peristaltik, Hinterfragen der übernommenen Rolle
- Nr. 8 Natrium chloratum D6 – Regulation des Wasserhaushaltes, Zellwasserpumpe, Entgiftung, Gleichgewicht von Geben und Nehmen
- Nr. 9 Natrium phosphoricum D6 – Säure–Basen-Ausgleich, zum inneren Wert finden
- Nr. 10 Natrium sulfuricum D6 – Ausscheidung von Schlacken, Gefühle im Fluss halten

Ausgewählte Symptome und Krankheiten

Allergien, allgemein

Gestörtes Chakra: Solarplexuschakra

Hintergrund: Allergien sind eine Überreaktion auf äußere Reize, mit denen sich der Körper schon früher auseinander setzen musste. Diese Überreaktion äußert sich häufig an den Schleimhäuten durch tränende Augen, laufende Nase, juckende Ohren, Jucken im Hals. Auch Asthma kann die Folge einer Allergie sein.

Organsprache: Da Allergien sehr viele Gesichter haben und ebenso vielschichtig sind, ist es hier in der Kürze nicht möglich, ein konkretes Persönlichkeitsbild zu zeichnen.

Allgemein kann man sagen, der Körper versucht dem Kranken über die Allergie zu zeigen, dass er sich in einem Zustand der Aggressivität oder Feindschaft sich selbst, einer anderen Person oder einer bestimmten Situation gegenüber befindet. Bei Allergikern sind in der Regel tiefe Angstzustände und ungelöste Konflikte anzutreffen.

Krankheit begünstigende Glaubenssätze: Ich habe Angst, auch vor denen, die ich mag. Ich möchte gleichzeitig umarmen und wegstoßen. Ich suche Nähe, habe aber Angst vor ihr.

Empfehlung: Nr. 2 Calcium phosphoricum D6, Nr. 3 Ferrum phosphoricum D12, Nr. 4 Kalium chloratum D6, Nr. 6 Kalium sulfuricum D6, Nr. 10 Natrium sulfuricum D6, Nr. 18 Calcium sulfuratum D6, Nr. 24 Arsenicum jodatum D6: je 12 Pastillen, Nr. 8 Natrium chloratum D6: 20 Pastillen, Nr. 12 Calcium sulfuricum D6: 18 Pastillen, zusätzlich basische Bäder

Affirmation: Ich bin im Frieden mit dem Leben. Die Welt ist freundlich und sicher.

Arthritis

Gestörtes Chakra: Wurzelchakra

Hintergrund: Die rheumatoide Arthritis ist weltweit die häufigste entzündliche Gelenkerkrankung. Frauen sind zwei- bis dreimal häufiger betroffen als Männer. Meistens zeigen sich die ersten Symptome im Alter zwischen 30 und 50 Jahren, sie kann jedoch in jedem Lebensalter auftreten. Typisch ist der gleichzeitige schmerzhafte Befall mehrerer Gelenke, häufig im Bereich der Hände. An beiden Händen sind die gleichen Gelenke betroffen. Typischerweise verläuft die rheumatoide Arthritis schubweise. Nahezu schmerzfreie Phasen wechseln spontan mit sehr starken Entzündungsschmerzen. Wird die rheumatoide Arthritis nicht frühzeitig mit Medikamenten behandelt, werden Knorpel, Knochen und Bindegewebe im Bereich der Gelenke zerstört. Der Schweregrad der Erkrankung wird nach dem Funktionsstatus oder nach dem klinischen Krankheitsverlauf bestimmt.

Organsprache: Arthritis zeigt über die Gelenke die Starre des Denkens, der Verhaltensweisen und Einstellungen. Wut, Kummer, Kritik und Verschlossenheit spielen bei dieser Erkrankung eine große Rolle. Alle Emotionen, die auf der körperlichen Ebene ausgedrückt werden sollen, gehen als Schmerz in die Gelenke. Arthritis tritt also dann auf, wenn man sich selbst oder anderen gegenüber unflexibel, stur, anspruchsvoll, intolerant oder hochmütig begegnet. Das einschränkende Leiden wird vom Betroffenen als Machtlosigkeit empfunden. Bitterkeit und schlechte Laune sind gepaart mit dem Gefühl, ungeliebt zu sein oder ausgenutzt zu werden. Oft fühlen sie sich ihrem selbst empfundenen Wert nicht entsprechend geachtet.

Krankheit begünstigende Glaubenssätze: Ich werde nicht geliebt, ich werde kritisiert, ich lehne mich ab.

Empfehlung: Nr. 1 Calcium fluoratum D12, Nr. 3 Ferrum phosphoricum D12, Nr. 8 Natrium chloratum D6, Nr. 9 Natrium phosphoricum D6, Nr. 10 Natrium sulfuricum D6, Nr. 12 Calcium sulfuricum D6: je 18 Pastillen

Affirmation: Ich liebe und akzeptiere mich. Ich sehe die anderen mit Augen der Liebe.

Arthrose

Gestörtes Chakra: Wurzelchakra

Hintergrund: Die Arthrose kann eine Folge der Arthritis sein. Hierbei handelt es sich um eine schmerzhafte, degenerative Gelenkerkrankung mit Zerstörung des Gelenkknorpels. Es kann zur völligen Einsteifung des Gelenks kommen. Betroffen sind vor allem die Gelenke, die einem starken mechanischen Reiz unterliegen, wie z. B. Knie, Hüfte und Handgelenke. Der typische Arthroseschmerz ist bei Belastung stärker und bessert sich in Ruhe.

Organsprache: Der Körper wurde überfordert. Der Geist ist eher steif und starr. Der Zustand der Überforderung hält sehr lange an. Der Betroffene fühlt sich ungeliebt, Bitterkeit und Groll verhärten die (geistige) Beweglichkeit. Es zeigt sich eine geistige Verhärtung vor allem gegenüber Autoritäten, kombiniert mit fehlender Wärme der Gedanken. Ein Zeichen dafür ist, dass der Schmerz bei Kälte und Feuchtigkeit schlimmer wird. Alte Muster werden nicht an die Realität der Gegenwart angeglichen. Der Betroffene weigert sich, sich der Bewegung des Lebens hinzugeben. Aggressionen werden als Schmerz gegen sich selbst gerichtet.

Krankheit begünstigende Glaubenssätze: Ich gebe mein Äußerstes und noch mehr. Ich halte durch. Ich fühle mich ausgenutzt. Autoritäten gebe ich nicht nach. Ich beuge mich nicht.

Empfehlung: Nr. 1 Calcium fluoratum D12, Nr. 11 Silicea D12: je 12 Pastillen

Affirmation: Das Leben ist gut. Ich liebe und akzeptiere mich. Ich bin mir selbst Autorität.

Arteriosklerose

Gestörtes Chakra: Herzchakra

Hintergrund: Arteriosklerose ist eine Veränderung der Blutgefäße, die über viele Jahre hinweg entsteht und zunächst unerkannt verläuft. Die Gefäßwände lagern Fett ein, verkalken und verlieren ihre Elastizität. Der Gefäßdurchmesser verengt sich zunehmend. Die Ablagerungen nennt man Plaques. Die Folge: Das Blut kann nicht mehr ungehindert fließen. Die Ursachen sind vielgestaltig und nur teilweise bekannt.

Organsprache: Im Herzen kommt es durch die Mangeldurchblutung zu einem geringeren Ausdruck von Liebe. Liebe kann nur eingeschränkt gegeben wie auch angenommen werden. Die Starre der Gefäße zeigt die Starre der Gefühlswelt. Betroffene neigen dazu, nur die dunkle Seite des Lebens zu sehen.

Krankheit begünstigende Glaubenssätze: Ich zeige mich als harter Mensch, innerlich jedoch habe ich Angst und wünsche mir Nähe. Ich sage Nein zu Gefühlen, weil ich Angst davor habe. Ich fühle mich abgelehnt.

Empfehlung: Nr. 1 Calcium fluoratum D12, Nr. 11 Silicea D12: je 15 Pastillen, Nr. 9 Natrium phosphoricum D6: 9 Pastillen

Affirmation: Ich will mit den Augen der Weichheit sehen. Ich bin offen für Freude und Liebe.

Asthma

Gestörtes Chakra: Herzchakra

Hintergrund: Asthma bronchiale ist eine chronische Entzündung und Überempfindlichkeit der Bronchien. Die Schleimhaut der Atemwege reagiert krankhaft auf bestimmte Reize. Die Folgen sind immer wiederkehrende Anfälle von Atemnot, Husten und Kurzatmigkeit. Es betrifft Menschen jeglichen Alters. Mit zehn Prozent sind jedoch Kinder unter zehn Jahren – vorwiegend Jungen – besonders stark betroffen. Es ist die häufigste chronische Erkrankung im Kindesalter. Bei erwachsenen Asthmatikern sind Frauen in der Überzahl.

Organsprache: Der Asthmatiker schreit nach Liebe, schwankt jedoch zwischen Minderwertigkeitsgefühlen und Geltungsbedürfnis. Der Anfall erzeugt in der Regel Aufmerksamkeit. Der positive Aspekt könnte also sein, dass man gesehen wird. In der Praxis zeigt sich eine Besserung der Situation auffallend häufig, wenn die partnerschaftliche Situation geklärt ist.

Krankheit begünstigende Glaubenssätze: Ich bin nicht fähig, selbst zu atmen, die Fülle des Lebens erstickt mich. Die Liebe der Eltern (des Partners) erstickt mich.

Empfehlung: Nr. 3 Ferrum phosphoricum D12, Nr. 7 Magnesium phosphoricum D6: je 15 Pastillen, Nr. 4 Kalium chloratum D6: 12 Pastillen, Nr. 6 Kalium sulfuricum D6, Nr. 14 Kalium bromatum D6: je 10 Pastillen

Affirmation: Ich entscheide mich für Freiheit. Es ist gut, mein Leben selbst in die Hand zu nehmen.

Blasenentzündung (Harnwegsinfekt)

Gestörtes Chakra: Wurzelchakra

Hintergrund: Die Blasenentzündung oder richtiger der Harnwegsinfekt ist eine Entzündung der ableitenden Harnwege, die meist durch Bakterien, vor allem Darmbakterien, hervorgerufen wird. Man unterscheidet zwei Formen: Die untere Harnwegsinfektion ist eine Infektion der Harnröhre bzw. Blase (Zystitis), die obere eine Infektion des Nierenbeckens.

Vor allem Frauen leiden an Harnwegsinfektionen, da die kurze Harnröhre das Eindringen von Keimen begünstigt. Betroffen sind aber auch ältere Männer, wenn eine vergrößerte Prostata den Harnabfluss stört.

Organsprache: Eine Infektion der Harnwege kann ein Hinweis darauf sein, dass sich der Betroffene empfindsam und verletzlich fühlt. Er wird durch den häufigen Harndrang darauf hingewiesen, dass etwas (Glaubensmodelle) losgelassen werden soll. Der Harnwegsinfekt zeigt an, dass man sich emotional verletzt fühlt. Der Betroffene steht im Widerstand zu seiner eigenen Gefühlswelt. Er empfindet es als ärgerlich, bestimmte Prozesse und Erfahrungen machen zu müssen, um zu innerem Wachstum zu gelangen.

Ein anderer Aspekt kann ebenso die Angst vor Intimität, Sexualität oder vor Emotionen sein. Vorwürfe, »Sauersein« und zornige (schmerzhafte) Emotionen (meist dem anderen Geschlecht gegenüber) werden auf den anderen übertragen. Er wird als Schuldiger für das eigene Leid angesehen. Der eigene Anteil wird meist nicht betrachtet.

Krankheit begünstigende Glaubenssätze: Wut (meist auf den Partner), ich fühle mich im Stich gelassen.

Empfehlung: Um die Bakterien auszuspülen, ist es unerlässlich, sehr viel zu trinken (mindestens fünf Liter Wasser). Nr. 3 Ferrum phosphoricum D12: alle 5 Minuten 1 Pastille im Wechsel mit Nr. 4 Kalium chloratum D6: 1 Pastille, Nr. 9 Natrium phosphoricum D6: 18 Pastillen, Nr. 10 Natrium sulfuricum D6: 6 Pastillen, Nr. 11 Silicea D12: 15 Pastillen. Als Alternative zur Antibiotikabehandlung kann kolloidales Silber eingesetzt werden.

Affirmation: Ich lasse das Muster, das mich zu diesem Zustand geführt hat, aus meinem Bewusstsein gehen. Ich bin bereit, mich zu verändern.

Blutdruck, erhöhter (Hypertonie)

Gestörte Chakren: Wurzelchakra, Herzchakra

Hintergrund: Der ideale Blutdruck liegt bei 120/80 mm Hg. Bluthochdruck ist eine krankhafte Steigerung des Drucks in den Arterien auf einen systolischen Wert von über 140 mm Hg und einen diastolischen Wert von über 90 mm Hg. Im Altersbereich von 25 bis 74 Jahren haben weniger als 40 Prozent der Männer und 60 Prozent der Frauen Blutdruckwerte im normalen Bereich (< 130/85 mm Hg). Bluthochdruck ist ein wichtiger Risikofaktor für Gefäßerkrankungen, Nierenschwäche und Herzschwäche.

Die genaue Ursache des Bluthochdrucks bleibt häufig im Dunkeln. In der Mehrzahl aller Fälle lassen sich keine organischen Ursachen feststellen. Mediziner sprechen von primärer oder essenzieller Hypertonie.
Bluthochdruck kann jeden treffen, es gibt allerdings einige Risikofaktoren, welche die Entstehung begünstigen: familiäre Neigung zu erhöhtem Blutdruck, Übergewicht, Bewegungsmangel, Stress, hoher Salzkonsum, Rauchen.
Überdurchschnittlich oft tritt die primäre Hypertonie im Zusammenhang mit anderen Erkrankungen wie Übergewicht, Typ-2-Diabetes, hohen Blutfettwerten und Gicht auf. Ärzte sprechen dann vom metabolischen Syndrom.
Von einer sekundären Hypertonie spricht man, wenn sie die Folge einer anderen Erkrankung ist. Dazu zählen am häufigsten Erkrankungen der Nieren (Verengungen an den Nierenarterien oder chronische Nierenleiden) oder Veränderungen im Hormonhaushalt.

Organsprache: Ist der Blutdruck zu hoch, ist der Betroffene meist in seinen Erwartungen und Rollen gefangen. Es besteht ein übertriebenes Gefühl der Wichtigkeit, was zu der Annahme verleitet, alles selbst tun zu müssen. Der Wunsch nach Kontrolle und Perfektion verstärkt die Disposition zur Hypertonie. Betroffene stellen an sich selbst sehr hohe Anforderungen, um Gefühle von Wertlosigkeit auszugleichen. Die Frustration darüber, dass diese selbst gesteckten Ziele nicht erreicht werden, verschlimmert das Symptom.

Krankheit begünstigende Glaubenssätze: Nur wenn ich

leiste, bin ich etwas wert. Ich stehe unter Druck und habe ständig Angst, zu versagen. Ich schaffe es nicht, der zu sein, der ich gerne sein möchte.

Empfehlung: Nr. 1 Calcium fluoratum D12, Nr. 7 Magnesium phosphoricum D6: je 13 Pastillen, Nr. 8 Natrium chloratum D6: 18 Pastillen

Affirmation: Freudig lasse ich die Vergangenheit hinter mir. Fehler sind positive Lernerfahrungen. Ich bin im Frieden.

Blutdruck, niedriger (Hypotonie)

Gestörte Chakren: Wurzelchakra, Herzchakra

Hintergrund: Der Druck des Blutstroms reicht nicht aus, alle wichtigen Organe zu versorgen. Häufig ist zu niedriger Blutdruck eine Folge von Flüssigkeitsmangel. Betroffene klagen über Schwindel, Kopfschmerz, Müdigkeit, Ohnmachtsanfälle.

Organsprache: Es fehlt der Halt im Leben. Man fühlt sich gefangen und zu schwach, um die Lebenssituation zu ändern. Das Leben wird nur mit Mühe gemeistert.

Krankheit begünstigende Glaubenssätze: Ich fühle mich untauglich. Alles wird mir zu viel.

Empfehlung: Nr. 5 Kalium phosphoricum D6: alle 5 Minuten 1 Pastille, Nr. 9 Natrium phosphoricum D6: 18 Pastillen. Zusätzlich ausreichend Wasser trinken und mehr sportliche Bewegung in den Tagesablauf einbringen.

Affirmation: Mein Leben ist eine Freude. Ich lebe im freudvollen Jetzt.

Bronchitis

Gestörtes Chakra: Herzchakra

Hintergrund: Unter einer Bronchitis versteht man eine Entzündung in den Verzweigungen der Luftröhre, den Bronchien. Sie entsteht meist im Zusammenhang mit einer Erkältungskrankheit oder einer Grippe. Die Erkrankung ist meist harmlos. Das Hauptsymptom ist der teils quälende Husten. Infektionen der oberen Atemwege, zu denen auch die Bronchitis gehört, sind die häufigsten Erkrankungen überhaupt.

Organsprache: Der Betroffene fühlt sich unverstanden und zu Unrecht angegriffen. Es kann sich um eine »entzündete« Kommunikation, unausgesprochenen Streit in Bezug auf einen aktuellen Anlass handeln. Trauer und Wut können Auslöser sein. (»Dir werde ich etwas husten!«)

Krankheit begünstigende Glaubenssätze: Ich kann nicht frei atmen. Ich kann das Leben nicht genießen.

Empfehlung: Nr. 2 Calcium phosphoricum D6: 12 Pastillen, Nr. 3 Ferrum phosphoricum D12: 18 Pastillen, Nr. 4 Kalium chloratum D6: 20 Pastillen, Nr. 7 Magnesium phosphoricum D6: 15 Pastillen

Affirmation: Alles ist gut. Ich trage Frieden und Harmonie in mir.

Chronische Erkrankungen

Gestörtes Chakra: Wurzelchakra

Hintergrund: Eine Krankheit wird als chronisch bezeichnet, wenn sie länger als sechs Wochen anhält oder mehr als dreimal pro Jahr auftritt.

Organsprache: Chronische Erkrankungen zeigen, dass man in seiner Entwicklung immer wieder an die gleichen Probleme herangeführt wird, diese jedoch nicht bearbeitet. Meist handelt es sich dabei um Zukunftsängste. Der Betroffene wehrt sich gegen Veränderungen. Bei allen chronischen Erkrankungen ist es wichtig, den subjektiven, positiven Aspekt der Erkrankung herauszuarbeiten. Der Kranke muss sich überlegen, was er als Alternative (z. B. für die gewonnene Zeit) einsetzt, damit er die Krankheit wirklich gehen lassen kann. Er muss sich die Erlaubnis zur Heilung geben.

Krankheit begünstigende Glaubenssätze: Ich habe Angst vor der Zukunft. Was bleibt mir, wenn meine Krankheit geht? Ich weigere mich, mich zu verändern.

Empfehlung: Nr. 12 Calcium sulfuricum D6: Kur sowie die Biomineraltabletten, die in den Beschreibungen der entsprechenden Erkrankung erwähnt sind

Affirmation: Ich bin willens, mich zu wandeln und zu wachsen. Ich bin bereit, mir eine sichere Zukunft aufzubauen.

Depression

Gestörte Chakren: Wurzelchakra, Stirnchakra

Hintergrund: Als Depression bezeichnet man eine Befindlichkeitsstörung, die mit Niedergeschlagenheit sowie mit körperlichen und psychischen Störungen einhergeht. Frauen sind häufiger betroffen. Erbliche Vorbelastungen und wiederholtes Auftreten der Erkrankung werden diskutiert. Es wird vermutet, dass die Wirkung der Neurotransmitter (chemische Botenstoffe, die Nervensignale weiterleiten) Serotonin und Noradrenalin im Vergleich zum Gesunden verändert ist. Eine erbliche Vorbelastung spielt vermutlich eine große Rolle. Antidepressive Medikamente entfalten ihre Wirkung, indem sie die Wirkung von Serotonin und/oder Noradrenalin im Gehirn erhöhen.

Auslöser einer depressiven Phase können akute oder chronische belastende Ereignisse sein. Es gibt verschiedene Arten. Hier beschrieben werden die endogene Depression, die maskierte Depression und die reaktive Depression.

Endogene Depression: Die Anfälle kommen aus dem Nichts heraus. Es gibt keinen Zusammenhang zwischen dem äußeren Erleben und dem Befinden.

Maskierte Depression: Dies ist eine ausschließlich körperlich manifestierte Erscheinungsform und selbst für Mediziner nicht leicht zu erkennen. In der Regel wurde vor Auftreten der körperlichen Symptome eine Depression ignoriert oder weggeschoben. Sie manifestiert sich dann körperlich als Schmerz.

Reaktive Depression: Diese Depression ist meist eine Reaktion auf einen Verlust. Es muss dazu kein Todesfall vorliegen. Die bloße Abwesenheit einer Person reicht unter Umständen bereits aus, um diesen Zustand herbeizuführen.

Organsprache: Die endogene Depression ist häufig eine Reaktion auf ein frühkindliches katastrophales Erlebnis. Der Betroffene »steigt« phasenweise aus. An nichts hat er mehr Freude und hat häufig eine übertriebene Sehnsucht nach längst vergangenen Zeiten.

Maskierte Depression: Viele Patienten tragen einen nicht betrauerten Todesfall im Herzen. Eine Trauerzeit hat nicht stattgefunden. »Ich bin stark, ich verkrafte das«, sind ihre Aussagen. Sie wollen zäh sein und ihre Lebenstüchtigkeit zeigen. Im Inneren sind sie jedoch sehr unglücklich.

Reaktive Depression: Unterdrückte Wut über das Weggehen eines geliebten Menschen oder die verpasste Gelegenheit, sich einen Herzenswunsch zu erfüllen, kann hier die Ursache sein. Unter Umständen ist es auch eine Reaktion auf eine Abhängigkeit (»Ich kann ohne dich nicht leben!«). Es ist zu prüfen, ob sich der Betroffene von den Energien anderer nährt. Wenn diese ihm die Energien entziehen, bricht er ein und reagiert mit Depressionen.

Krankheit begünstigende Glaubenssätze: Ich habe kein Recht, meine Wut zu spüren (Hoffnungslosigkeit). Ich fühle mich wie gelähmt. Nichts erfreut mich. Ich kann meine Gefühle nicht zeigen. Ich kann das Alleinsein nur schwer ertragen. Ich brauche dich.

Empfehlung: Nr. 5 Kalium phosphoricum D6: 20 Pastillen, Nr. 6 Kalium sulfuricum D6: 9 Pastillen, Nr. 11 Silicea D12, Nr. 15 Kalium jodatum D6, Nr. 22 Calcium carbonicum D6: je 12 Pastillen, Nr. 12 Calcium sulfuricum D6: 6 Pastillen

Affirmation: Ich erschaffe mein Leben selbst. Ich erhebe mich über meine Ängste. Ich lebe mein Leben voller Verantwortung und lasse mich von anderen nicht einschränken.

Divertikulitis

Gestörtes Chakra: Wurzelchakra

Hintergrund: Divertikel sind Ausbuchtungen der Dickdarmschleimhaut. Meist sind sie im absteigenden Dickdarm zu finden. Die Symptome ähneln einer Blinddarmentzündung, allerdings treten sie meist linksseitig auf.

Organsprache: Zorn über die Vergangenheit wird innerlich abgelagert und festgehalten. Jedoch drängt das Problem zur Lösung, da es den Lebensfluss behindert. Divertikel deuten auf Schwierigkeiten hin, die abgestorben und vergraben sind. Statt sich das Thema der Störung näher anzuschauen, treibt sich der Betroffene zum Weitermachen an. Dieses Verhalten hat eine starke Energieblockade zur Folge, denn der alte Ballast wird weiter mitgeschleppt. Da meist der Enddarmbereich betroffen ist, muss davon ausgegangen werden, dass es sich um sehr alte Probleme handelt, die in die Kindheit zurückreichen.

Krankheit begünstigende Glaubenssätze: Ich weigere mich, die Existenz einer Situation, die mich wütend macht, zu akzeptieren. Ich zeige meine Wut nicht. Ich fühle mich gefangen und sehe keinen Ausweg.

Empfehlung: Nr. 3 Ferrum phosphoricum D12: 25 Pastillen, Nr. 6 Kalium sulfuricum D6: 7 Pastillen, Nr. 7 Magnesium phosphoricum D6, Nr. 8 Natrium chloratum D6: je 15 Pastillen

Affirmation: Ich betrachte die Situation, die mich belastet, voller Liebe. Ich vergebe.

Durchfall (Diarrhoe)

Gestörte Chakren: Wurzelchakra, Solarplexuschakra

Hintergrund: Als Durchfall wird das häufige Absetzen dünner bis wässriger Stühle bezeichnet. Die Nahrung wird ausgeschieden, bevor der Körper sie resorbieren kann. Das Symptom zeigt, dass etwas überflüssig ist und dringend abgegeben bzw. ausgeschieden werden sollte. Es steht für Kontrollverlust.

Organsprache: Im übertragenen Sinne bedeutet Durchfall, dass der Betroffene Dinge verwirft, die ihm nutzen könnten. Üblicherweise fühlt er sich schlecht vorbereitet oder schlecht organisiert. Anstehende Dinge können nur schwer integriert werden, und häufig fehlt die Einsicht in ihre Notwendigkeit.

Durchfall steht auch für das »Schiss haben«, die Angst vor dem nächsten Schritt. In diesem Fall steht der Betroffene vor einer Situation in seinem Leben, die er aus früheren Erfahrungen bereits kennt. Die zurückliegende Erfahrung wurde nicht bewältigt, sondern mit Ängsten vor Ablehnung oder mit Versagensängsten verknüpft, die bei jeder ähnlichen Lage neu zum Vorschein kommen.

Kontrollverlust sowie Angst vor Ablehnung und Entgleisung sind weitere mit dem Symptom verbundene Themen.

Krankheit begünstigende Glaubenssätze: Ich bin es nicht wert ... Ich schaffe das nicht.

Empfehlung: Nr. 5 Kalium phosphoricum D6: 15 Pastillen, Nr. 10 Natrium sulfuricum D6: alle 5 Minuten 3 Pastillen. Bei Krämpfen zusätzlich die »heiße 7« einnehmen.

Affirmation: Aufnahme, Verdauung und Ausscheidung sind vollkommen in Ordnung. Ich bin in Frieden mit dem Leben.

Gallensteine

Gestörtes Chakra: Solarplexuschakra

Hintergrund: Gallensteine entstehen durch die Eindickung der Gallenflüssigkeit in der Gallenblase. Die Gallenwege führen von der Leber und der Gallenblase in den Dünndarm. Sie sorgen dafür, dass die Gallenflüssigkeit, die in der Leber gebildet wird, ihre Aufgabe bei der Verdauung wahrnehmen kann. Die Gallenflüssigkeit wird in der Gallenblase gesammelt und eingedickt. Dabei können in der Gallenblase Steine unterschiedlicher Zusammensetzung entstehen. Kleine Gallensteine können mit dem Gallenfluss ausgeschwemmt werden und gelangen dann in die Gallengänge. Frauen sind häufiger betroffen.

Organsprache: Steine stellen festgefahrene Gefühle dar. Die Galle steht für Wut und Ärger. Menschen, die ihre Wut dort zeigen, wo sie verursacht wurde, haben für gewöhnlich keine Gallensteine, denn ihre Gefühle sind im Fluss. Dagegen deuten Gallensteine auf Angst, Wut, Zorn, Neid oder gar Hassgefühle hin. Die Betroffenen befürchten, abgelehnt zu werden, wenn sie ihre tatsächlichen Gefühle zeigen. Meist sind es Menschen mit einem starken Kontrollbedürfnis, die selten aus sich herausgehen.

Auch das Gefühl, »nichts zu taugen«, ist diesen Menschen von Kindheit an bekannt. Sie neigen dazu, schlecht über sich zu denken und sich unter Umständen auch selbst zu bestrafen.

Krankheit begünstigende Glaubenssätze: Ich kann mich nicht öffnen. Ich habe Wut im Bauch, die ich nicht zeigen darf. Ich habe Angst vor meinen Aggressionen. Wenn ich meine Aggressionen zeige, werde ich abgelehnt. Ich möchte einerseits versorgt werden, andererseits kann ich es nicht annehmen.

Empfehlung: Nr. 3 Ferrum phosphoricum D12: 10 Pastillen, Nr. 9 Natrium phosphoricum D6: 12 Pastillen, Nr. 10 Natrium sulfuricum D6: 20 Pastillen. Bei Koliken mehrfach »heiße 7«.

Affirmation: Ich schließe Frieden mit der Vergangenheit und lasse sie los.

Gicht

Gestörtes Chakra: Halschakra

Hintergrund: Unter den Begriff Gicht fallen die Stoffwechselstörung Hyperurikämie (Erhöhung des Harnsäurespiegels), der Gichtschmerz in bestimmten Gelenken, meist des Großzehengrundgelenks, sowie die Ablagerung von Harnsäurekristallen in verschiedenen Geweben.

Männer sind wesentlich häufiger betroffen als Frauen. In den Industriestaaten haben etwa 20 Prozent der Männer einen erhöhten Harnsäurespiegel. Gicht geht in vielen Fällen mit Übergewicht, Zuckerkrankheit (Diabetes mellitus), erhöhten Blutfettwerten und Bluthochdruck (arterielle Hypertonie) einher. Diese Krankheitskombination wird metabolisches Syndrom genannt.

Organsprache: Der Gichtkranke ist im Allgemeinen sehr ehrgeizig und dominant, neigt jedoch dazu, seine Leistung ständig abzuwerten. Gichtkranke tendieren zum Perfektionismus. Dadurch scheinen sie ständig in einem inneren Spannungszustand zu sein. Die Wohnung des Gichtkranken ist farblich perfekt aufeinander abgestimmt, die Vorhänge sind sorgsam drapiert. In der Arbeit gehen Gichtkranke methodisch, systematisch, voller Eifer und bis zur vollen Erschöpfung vor. Gicht ist eine »Verlustkrankheit«. Arbeitsplatzverlust, Trennung von Menschen oder des Lebensbereiches lassen den Harnsäurespiegel steigen. Der Gichtkranke unterwirft sich Leistungen und materiellen Normen.

Jedoch hinterlässt das ein Gefühl der Leere, obwohl es ihm einen gewissen Status eingebracht hat. Man könnte sagen, dass er sich als erfolgreicher Versager sieht.

Krankheit begünstigende Glaubenssätze: Ich fühle mich in meinem Sicherheitsbedürfnis bedroht. Nur perfekte Leistungen zählen, nur dann werde ich geliebt.

Empfehlung: Nr. 3 Ferrum phosphoricum D12, Nr. 8 Natrium chloratum D6, Nr. 11 Silicea D12: je 15 Pastillen, Nr. 6 Kalium sulfuricum D6: 10 Pastillen, Nr. 9 Natrium phosphoricum D6: 20 Pastillen, Nr. 10 Natrium sulfuricum D6: 9 Pastillen, Nr. 12 Calcium sulfuricum D6: 19 Pastillen, Nr. 16 Lithium chloratum D6: 12 Pastillen, Nr. 23 Natrium bicarbonicum D6: 12 Pastillen

Affirmation: Ich bin sicher und geborgen. Fehler dienen der positiven Lebenserfahrung. Ich bin im Frieden mit mir und den anderen.

Grauer Star (Katarakt)

Gestörtes Chakra: Solarplexuschakra

Hintergrund: Der graue Star (Katarakt) ist eine Trübung der Augenlinse. Sie führt dazu, dass das wahrgenommene Bild immer unschärfer wird. Die Trübung ist meist eine Folge der Alterung der Linse. Sie führt unbehandelt zur vollständigen Erblindung.

Organsprache: Die Augen sind das Tor zur Seele. Der Katarakt führt zur Eintrübung der Sicht. Er legt sich als Schleier vor die Augen. Der Erkrankte kann die Welt nicht mehr richtig sehen. Erlebnisse aus der Vergangenheit trüben die Wahrnehmung der Gegenwart. Alles wird an den Maßstäben von früher gemessen. Die Erfahrung der Vergangenheit wird nicht als bewältigte Lernaufgabe angenommen. Daher wird das Verhalten in der Gegenwart nicht verändert, und es werden immer wieder die gleichen Fehler begangen. Der Betroffene zieht sich immer mehr in sich selbst zurück. Daraus entsteht eine Art der Isolation. Ist die Erkrankung weit fortgeschritten, dann kann der Betroffene weder die Welt erreichen noch sie ihn.

Krankheit begünstigende Glaubenssätze: Das, was ich von der Welt sehe, ist das Gegenteil von dem, was ich von ihr denke. Ich löse mich aus dem Kontakt mit der Welt. Ich ziehe mich zurück.

Empfehlung: Nr. 1 Calcium fluoratum D12: 20 Pastillen, Nr. 8 Natrium chloratum D6: 15 Pastillen

Affirmation: Das Leben ist von Freude erfüllt. Ich freue mich auf jeden neuen Augenblick.

Grüner Star (Glaukom)

Gestörtes Chakra: Solarplexuschakra

Hintergrund: Als grünen Star bezeichnet man eine krankhafte Erhöhung des Augeninnendrucks – Ursache kann eine Abflussstörung des Kammerwassers sein. Gemeinsam ist allen Formen, dass der Sehnerv durch den zu hohen Druck im Augapfel auf Dauer geschädigt wird. Die Folge kann Erblindung sein.

Organsprache: Das, was von der Welt wahrgenommen wird, bereitet Kopfschmerzen, unter Umständen findet der Betroffene es auch zum Erbrechen. Ähnlich wie beim grauen Star ist auch hier der Blick verschleiert. Grüner Star kann spontan zur Erblindung führen. Der Blick kann nur schwer auf das Wesentliche gerichtet werden. Antworten werden meist im Außen gesucht. Das Glaukom ist die Aufforderung, den Blick nach innen zu richten, denn da ist die Lösung zu finden.

Krankheit begünstigende Glaubenssätze: Was ich sehe, zwingt mich zum Handeln. Ich stehe unter Druck. Ich verschließe meinen Blick, dann brauche ich mich nicht zu bewegen.

Empfehlung: Beim akuten Anfall handelt es sich um einen Notfall. Es ist unbedingt sofort ein Augenarzt aufzusuchen. Zusätzlich: Nr. 2 Calcium phosphoricum D6: 12 Pastillen, die »heiße 7«

Affirmation: Ich betrachte und sehe mit Liebe, Zärtlichkeit und Vergebung.

Haarausfall

Gestörte Chakren: Solarplexuschakra, Kronenchakra

Hintergrund: Haarausfall hat zwei wichtige Aspekte. Haare stehen symbolisch für eine bestimmte innere Kraft. Haare stellen die Verbindung zwischen der Spiritualität und dem Körper dar. Man könnte sie als eine Art Antenne zur geistigen Welt sehen. Haarverlust bedeutet, dass sich der Betroffene von der Göttlichkeit entfernt hat. Die Ausrichtung erfolgt auf die Materie statt auf die spirituelle Entwicklung. In dem Glauben, man selbst könne es besser machen, wird die grundsätzliche Funktionsweise des Lebens verneint.

Der zweite Aspekt des Haarausfalls ist das Thema Schutzlosigkeit und Ausgeliefertheit. Der Betreffende gibt sich eine Blöße ... Das kann nur geschehen, wenn er nicht »echt« ist und sich anders darstellt, als er eigentlich ist. Sich natürlich und frei zu verhalten wäre die Alternative.

Krankheit begünstigende Glaubenssätze: Ich habe Kontrolle über mein Leben. Ich muss um mein Recht kämpfen. Nur wenn ich mich selbst darum bemühe, erhalte ich, was mir zusteht.

Empfehlung: Nr. 1 Calcium fluoratum D12, Nr. 2 Calcium phosphoricum D6: je 6 Pastillen, Nr. 11 Silicea D12: 17 Pastillen

Affirmation: Ich zeige mich echt und ohne Maske. So kann Heilung geschehen. Ich bin in Sicherheit. Ich bin offen für die Hilfe des Lebens. Ich erhalte vom Leben, was ich verdient habe.

Hämorrhoiden

Gestörtes Chakra: Wurzelchakra

Hintergrund: Hämorrhoiden sind krampfaderartige Erweiterungen der Venen im Übergang vom Mastdarm zum Enddarm. Die Gefäße unterstützen die Muskulatur, um einen sicheren Verschluss des Afters zu garantieren. »Äußere« Hämorrhoiden (Perianalthrombosen) sind Venen der Aftergegend, in denen sich Blutergüsse oder Gerinnsel bilden.

Organsprache: Hämorrhoiden stehen für die Haltung »Pobacken zusammenkneifen und durch«, verweisen aber auch auf Groll. Ein Gefühl oder eine Person im Umfeld wird als äußerst lästig oder störend empfunden. Den Schmerz des Loslassens spürt der Betroffene beim Stuhlgang. Er kann symbolisieren, dass man sich zum Opfer gemacht hat oder dass man sich hinterrücks angegriffen fühlt (bei Juckreiz). Schmerzen die Hämorrhoiden, so hat das mit Stress zu tun, bluten sie, geht es um den Verlust der Lebensfreude. Es besteht ein Konflikt zwischen Festhalten und Loslassen. Man kann sich nicht entscheiden, ob man eine Emotion weiter festhalten oder ob man sie mit Macht loswerden möchte. Ein weiterer Aspekt ist das Thema alte Schuldgefühle. Der Betroffene möchte etwas für sich behalten, jedoch drängt es zur Klärung.

Krankheit begünstigende Glaubenssätze: Ich fühle mich belastet. Ich habe Angst, dass mein Geheimnis ans Tageslicht kommt. Ich muss stark sein und durchhalten.

Empfehlung: Nr. 1 Calcium fluoratum D12: 12 Pastillen. Zusätzlich einreiben mit Salbe Nr. 1. Auf gründlichste Analhygiene ist zu achten: feuchtes Toilettenpapier oder eine Podusche zur Säuberung verwenden.

Affirmation: Ich lasse alles los, was nicht in Liebe ist. Ich habe Zeit und Raum für alles, was ich tun möchte.

Harnverhalt

Gestörte Chakren: Wurzelchakra, Sexualchakra

Hintergrund: Dieses Symptom tritt häufiger bei älteren Personen auf. Trotz prall gefüllter Blase kann kein Urin abgelassen werden. Differenzialdiagnostisch ist der Zustand der Prostata abzuklären, Herz- und Krebserkrankungen sind auszuschließen.

Organsprache: Die Entleerung der Blase ist zu einem bestimmten Grad unserem Willen unterworfen. Das Thema des Harnverhalts hat etwas mit Halten und Loslassen zu tun, aber auch mit dem Thema Macht. Ein Kind kann mit dem gepiepsten Satz »Ich muss Pipi« die Mutter aus der letzten Ecke hervorzaubern und so Macht über sie ausüben. In der Psychosomatik hat Harn auch noch den Aspekt ungeweinter Tränen. Menschen mit Harnverhalt sind oft nicht in der Lage, zu weinen.

Krankheit begünstigende Glaubenssätze: Ich stehe unter Druck, kann aber nicht loslassen. Ein Mann weint nicht.

Empfehlung: Nr. 5 Kalium phosphoricum D6, Nr. 8 Natrium chloratum D6: je 8 Pastillen, Nr. 10 Natrium sulfuricum D6: 12 Pastillen

Affirmation: Ich lasse los. Ich gestatte mir, zu weinen.

Herzstörungen

Gestörtes Chakra: Herzchakra

Hintergrund: Das Herz kann aus verschiedenen Gründen nicht die der Situation angemessene Leistung erbringen.

Organsprache: Ein Herzleiden weist darauf hin, dass der Betroffene in Rollen und Aufopferung gefangen ist. Er gibt, ist aber nicht fähig, zu empfangen. Er trägt eine schwere Last, fühlt sich niedergeschlagen und verliert den Lebensmut. Herzprobleme stehen für lange bestehende emotionale Probleme, Mangel an Freude, Verhärtung des Herzens sowie den Glauben an Stress und Spannung.

Krankheit begünstigende Glaubenssätze: Ich bin es nicht wert, geliebt zu werden. Ich kann Liebe nicht annehmen. Ich habe Angst vor Nähe.

Empfehlung: Nr. 1 Calcium fluoratum D12, Nr. 2 Calcium phosphoricum D6, Nr. 7 Magnesium phosphoricum D6, Nr. 22 Calcium carbonicum D6: je 12 Pastillen

Affirmation: Liebevoll lasse ich Freude durch mein Herz und mein Leben fließen.

Hexenschuss (Lumbago)

Gestörte Chakren: Wurzelchakra, Solarplexuschakra

Hintergrund: Kreuzschmerzen sind Schmerzen oder Unbehagen in dem Rückenabschnitt, der sich von den untersten Rippen bis zum unteren Ende des Gesäßes erstreckt. Entstehen die Schmerzen plötzlich und unerwartet, handelt es sich um einen Hexenschuss (Lumbago oder einfach akute Kreuzschmerzen). Dauern die Schmerzen länger als drei Monate an, spricht man von chronischen Kreuzschmerzen.

Organsprache: Ein Hexenschuss kann der unmittelbare Ausdruck von Unsicherheitsgefühlen und Versagensängsten bei der Bewältigung beruflicher Probleme sein oder ein Zeichen des Widerstandes gegen bestimmte Erfahrungen. Auch Frustration kann einen Hexenschuss auslösen. Dahinter stehen häufig Erwartungen an Partner, Kinder oder das Leben, die sich nicht erfüllen. Es breitet sich Unzufriedenheit aus. Ein Hexenschuss ist die Aufforderung, aus den Schuldgefühlen, die den Betroffenen oft schon seit der Kinderzeit niederdrücken, herauszutreten und sich aufzurichten.

Krankheit begünstigende Glaubenssätze: Ich diene mich zugrunde. Die Last des Lebens ist mir zu schwer. Geld und die Zukunft machen mir Angst.

Empfehlung: Nr. 2 Calcium phosphoricum D6, Nr. 3 Ferrum phosphoricum D12, Nr. 6 Kalium sulfuricum D6: je 15 Pastillen, Nr. 9 Natrium phosphoricum D6: 18 Pastillen. Zusätzlich mit dieser Mischung ein Vollbad nehmen.

Affirmation: Gutes ist für mich überall. Ich bin sicher und geborgen.

Heuschnupfen

Gestörtes Chakra: Solarplexuschakra

Hintergrund: Heuschnupfen entsteht aufgrund einer angeborenen Neigung zur Überreaktion gegenüber bestimmten Substanzen, die in der Umwelt auftreten. Er ist eine häufige allergische Erkrankung, die auf einer Überempfindlichkeit gegen die Eiweißkomponenten von bestimmten Pollen beruht. Die allergische Reaktion ist auf Allergene zurückzuführen, die sich an bestimmte weiße Blutkörperchen im Körper binden. Pollen gelangen während der Gräser- und Baumblüte in die Luft. Sie bewirken an den Schleimhäuten der Atemwege, der Nase und den Augen eine allergische Reaktion.

Beim allerersten Kontakt mit Pollen wird der Allergiker sensibilisiert und entwickelt ein verändertes Reaktionsmuster gegenüber dem Allergen. In Zukunft werden beim Kontakt mit diesen Pollen körpereigene Substanzen (z. B. Histamin) freigesetzt, die Symptome eines Heuschnupfens und/oder einer Bindehautentzündung hervorrufen.

Organsprache: Der Heuschnupfenallergiker weint durch die Nase. Es handelt sich dabei um ein wütendes und zugleich hilfloses Weinen. Emotionen können nicht frei ausgedrückt werden. Er kann die Umwelt nicht »riechen«. Der Heuschnupfenbetroffene lebt häufig mit einem angstvollen Blick auf den Kalender. Die intensiven Monate des Frühjahrs und Sommers »stinken« ihm. Die Natur ist voller Lebensfreude und Fortpflanzungsdrang. Somit kann Heuschnupfen ein Hinweis auf eine Abwehr gegen Lebenslust und/oder Sexualität sein. Es stellt sich unter Umständen das Gefühl ein, verfolgt zu werden.

Krankheit begünstigende Glaubenssätze: Ich kann nicht wirklich Nein sagen. Ich lebe meine Sexualität nicht offen. Ich mache, was andere von mir wollen. Ich habe Angst vor dem Verlauf des Jahres. Ich kann meine Emotionen nicht freigeben.

Empfehlung: Nr. 3 Ferrum phosphoricum D12, Nr. 10 Natrium sulfuricum D6: je 10 Pastillen, Nr. 4 Kalium chloratum D6: 13 Pastillen, Nr. 6 Kalium sulfuricum D6: 6 Pastillen, Nr. 8 Natrium chloratum D6: 20 Pastillen, Nr. 12 Calcium sulfuricum D6: 15 Pastillen, Nr. 24 Arsenicum jodatum D6: 8 Pastillen. Auf Zucker, Weizen- und Milchprodukte ist zu verzichten. Viel Wasser trinken.

Affirmation: Ich bin zu jeder Zeit in Sicherheit. Ich bin eins mit allem Leben.

Hörsturz

Gestörtes Chakra: Halschakra

Hintergrund: Der Hörsturz ist ein funktionales Ohrsymptom, das durch plötzlich auftretende, einseitige, ausschließlich sensorische Hörminderung ohne erkennbare organische Ursache gekennzeichnet ist. Meist geht er mit hochgradiger Schwerhörigkeit oder Taubheit einher. Wie beim Tinnitus klagen die Patienten über einen unangenehmen Pfeifton im Ohr.

Organsprache: Der Hörsturz ist ein Signal des Körpers, den Stress augenblicklich zu beenden. Er tritt meist bei hoch emotionalen Ereignissen wie Trennungen, Todesfällen, Geburten oder Ähnlichem auf. Der Hörsturz ist eine ebenso dringende Warnung wie ein Herzinfarkt. Die Betroffenen »hören lieber weg«, als sich dem Problem zu stellen. Sie neigen dazu, sich immer auf das zu konzentrieren, was sie im Leben nicht erreicht haben. Es fällt ihnen schwer, sich über das zu freuen, was sie erreicht haben.

Als Kinder haben Menschen mit Hörsturz oft Tiraden von Ermahnungen der Eltern über sich ergehen lassen: »Mach dies ...«, »Tu das ...«, »Pass da auf ...«, »Lass das sein ...« Dadurch sind sie in einen permanenten Spannungszustand geraten, der mit Versagensängsten gekoppelt ist.

Krankheit begünstigende Glaubenssätze: Ich bin ohnmächtig. Ich muss mich dringend zurückziehen. Ich halte diesen Terror nicht aus. Ich will nichts mehr hören. Ich will Ruhe.

Empfehlung: Nr. 2 Calcium phosphoricum D6: 15 Pastillen, Nr. 3 Ferrum phosphoricum D12: 30 Pastillen, Nr. 5 Kalium phosphoricum D6: 12 Pastillen, die »heiße 7«, Nr. 9 Natrium phosphoricum D6: 6 Pastillen, Nr. 11 Silicea D12: 18 Pastillen

Affirmation: Ich bin eins mit allem. Ich lausche dem Göttlichen und freue mich über alles, was ich hören kann.

Hypercholesterinämie

Gestörtes Chakra: Solarplexuschakra

Hintergrund: Die Anfälligkeit für einen zu hohen Cholesterinspiegel kann vererbt werden. Die vererbte Anlage wird durch äußere Faktoren wie fettreiche Ernährung, Bewegungsmangel und Übergewicht verstärkt und führt so zu einem erhöhten Cholesterinspiegel. Dies ist die häufigste Form der Hypercholesterinämie.

Alle Körperzellen haben einen »Fangarm« (Rezeptor), der Fettstoffe, wie etwa das LDL-Cholesterin, aus dem Blut »angelt«. Bei Personen mit einer Veranlagung zu erhöhten Cholesterinwerten fehlen zahlreiche oder alle LDL-Rezeptoren. Dadurch kann das LDL-Cholesterin nicht ausreichend aus dem Blut gefiltert werden. In der Folge sammelt sich LDL-Cholesterin im Blut, und der Cholesterinwert steigt.

Organsprache: Die Beeinflussung des Herz-Kreislauf-Systems zeigt, dass eine Störung des Urvertrauens vorliegen könnte. Stoffwechselkranke sind leichter durch unvorhergesehene Ereignisse wie Kündigung, Seitensprung und andere Schicksalsschläge aus der Bahn zu werfen als andere Menschen. Sie können mit den sich aus solchen Situationen ergebenden neuen Möglichkeiten nur schlecht umgehen.

Krankheit begünstigende Glaubenssätze: Ich brauche Nähe. Ich fühle mich einsam. Ich weiß nicht, was ich tun soll.

Empfehlung: Nr. 7 Magnesium phosphoricum D6, Nr. 9 Natrium phosphoricum D6: je 15 Pastillen, kohlenhydratarme Ernährung

Affirmation: Ich liebe das Leben. Es ist gut, empfänglich zu sein. Meine Rezeptoren der Freude sind im höchsten Grade aufnahmebereit.

Impotenz

Gestörtes Chakra: Sexualchakra

Hintergrund: Umgangssprachlich sind mit Impotenz meistens Erektionsstörungen gemeint. Sie werden erst dann als ein chronisches Krankheitsbild bezeichnet, wenn sie mindestens sechs Monate anhalten und wenn mindestens 70 Prozent aller Versuche, Geschlechtsverkehr zu vollziehen, erfolglos sind. Streng genommen unterscheidet man zwei Formen:

Erstens Erektionsstörungen (Impotentia coeundi), die Unfähigkeit, eine für den Geschlechtsverkehr ausreichende Erektion zu erlangen. Darüber hinaus können einige Männer den Zeitpunkt des Samenergusses nicht ausreichend kontrollieren. Er erfolgt entweder vorzeitig oder verzögert. Andere wiederum haben überhaupt keinen Samenerguss (Anejakulation).

Zweitens Unfruchtbarkeit (Impotentia generandi), die Unfähigkeit, bei normaler Erektion ein Kind zu zeugen. Hierbei kommt es zwar in der Regel zu einem Samenerguss, es befinden sich jedoch keine oder zu wenige intakte Spermien darin.

Stoffwechselerkrankungen wie Diabetes, Rückenmarksverletzungen, aber auch emotionale Schwierigkeiten (Stress, Alkohol, Medikamente, Drogen, Kritik, früherer sexueller Misserfolg etc.) können die Ursache für dieses Leiden sein.

Organsprache: Kastrationsangst, Schuldgefühle, Stress mit der Mutter und in der Partnerschaft können einer Impotenz vorausgehen. Viele Männer können keinen Beischlaf haben, ohne sich und ihre Leistungen im Bett im Geiste ständig wertend zu kommentieren. Die ersten Erfahrungen mit der Sexualität spielen eine entscheidende Rolle. Die ursprüngliche Selbsteinschätzung wird durch die Medien und Diskussionen darüber, was »guter Sex« ist, noch verstärkt.

Ein wichtiger Faktor ist außerdem, wie als Kind Sexualität, angefangen bei den ersten Berührungen beim Streicheln, empfunden wurde und mit welcher Botschaft die Eltern sie vermittelt haben. Ekeln sich die Eltern etwa davor, ihr Kind sauber zu machen, dann kann es sein, dass es den Genitalbereich als unrein und schlecht einordnet und eine zwiespältige Einstellung dazu entwickelt.

Krankheit begünstigende Glaubenssätze: Mein Körper ist nicht in Ordnung. Ich bin kein Mann. Ich kann die Erwartungen nicht erfüllen. Ich habe Angst, Kinder in die Welt zu setzen. Sexualität ist schmutzig.

Empfehlung: Nr. 1 Calcium fluoratum D12, Nr. 2 Calcium phosphoricum D6: je 9 Pastillen, Nr. 7 Magnesium phosphoricum D6: 7 Pastillen, Nr. 8 Natrium chloratum D6: 9 Pastillen, Nr. 14 Kalium bromatum D6: 12 Pastillen

Affirmation: Ich gestatte es der Kraft meines sexuellen Potenzials, sich jetzt zum Ausdruck zu bringen.

Ischialgie

Gestörte Chakren: Wurzelchakra, Kronenchakra

Hintergrund: Ischialgie wird häufig als Sammelbegriff für Nervenschmerzen im Bereich der Beine verwendet. Streng genommen bezeichnet Ischialgie jedoch nur Schmerzen durch Reizung des Ischiasnervs (Nervus ischiadicus).

Der Ischiasnerv setzt sich – wie alle peripheren Nerven – aus mehreren Nervenwurzeln zusammen, die das Rückenmark auf verschiedenen Höhen verlassen. Diese Wurzeln treten durch kleine Öffnungen an der Seite der Wirbelsäule aus, verweben sich ineinander und bilden zunächst ein Geflecht von Nervenfasern, das so genannte Plexus. Aus dem Geflecht gehen unterschiedliche Nerven hervor, unter anderen der Ischiasnerv. Druck oder Entzündungen können die Nervenfasern irgendwo auf diesem Weg reizen. Dadurch entstehen Schmerzen, die typischerweise in das Bein ausstrahlen. Ischialgie kann eine Folge verschiedener anderer Erkrankungen sein.

Organsprache: Der »Tritt ins Kreuz« kann ein Hinweis darauf sein, dass man in einer Haltung verharrt, die nichts mit der Realität zu tun hat. In Gedanken hört man die (An-)Sprüche des Vaters, der das Kind zu hohen Leistungen anstacheln will. Die Angst vor Ablehnung treibt das Kind dazu, diese Erwartungen mit aller Kraft erfüllen zu wollen. Der Wunsch nach Liebe und Anerkennung, vor allem vom Vater, ist bei Patienten mit Kreuzschmerzen auffallend häufig anzutreffen.

Gleichzeitig hassen sie es, sich zu beugen oder zu unterwerfen. Sie sind mit sich unzufrieden, da sie den Druck durch den Vater auch als Erwachsene noch immer spüren.

Krankheit begünstigende Glaubenssätze: Ich kann machen, was ich will, meine Leistung ist nie genug. Nur wenn ich Höchstleistungen bringe, werde ich gesehen.

Empfehlung: Nr. 2 Calcium phosphoricum D6, Nr. 3 Ferrum phosphoricum D12, Nr. 6 Kalium sulfuricum D6: je 15 Pastillen, Nr. 9 Natrium phosphoricum D6: 18 Pastillen. Als Ergänzung zu dieser Mischung ein Vollbad nehmen.

Affirmation: Gutes ist für mich überall. Ich bin sicher und geborgen.

Klimakteriumsbeschwerden

Gestörte Chakren: Sexualchakra, Stirnchakra

Hintergrund: Um das 40. Lebensjahr beginnt der Gestagenspiegel zu sinken. Bereits diese verminderte Hormonausschüttung kann Hitzewallungen, Schweißausbrüche, Schlafstörungen, Schwindel, Herzjagen und Ödembildung auslösen. Zwischen dem 45. und 55. Lebensjahr stellen die Eierstöcke die Östrogenherstellung immer weiter ein. In dieser Zeit treten seelische Verstimmungen auf. Solche Beschwerden nehmen ab, sobald sich der Körper an den Hormonmangel gewöhnt hat.

Klimakteriumsbeschwerden können durch familiäre

oder berufliche Belastungen entstehen oder verstärkt werden. Auffällig ist, dass Frauen mit vielfältigen Interessen und Aufgaben, die sie fordern und ihnen Befriedigung verschaffen, von Beschwerden weniger geplagt sind.

Organsprache: Wie eine Frau die Wechseljahre erlebt, hängt mitunter von ihrer Einstellung und ihrer Zufriedenheit mit dem Leben ab. Es schwingt die Angst vor dem Altern ebenso mit wie die Furcht, nicht mehr begehrenswert zu sein. Frauen, die sich frühzeitig um eine Aufgabe kümmern für die Zeit nach ihrer Mutterrolle, leiden weniger unter Beschwerden als die Frauen, die ihr ganzes Augenmerk auf Familie und Haushalt richten.

Krankheit begünstigende Glaubenssätze: Meine Aufgabe als Frau ist beendet. Ich bin nicht mehr begehrenswert. Ich habe Angst vor dem Altern.

Empfehlung: Nr. 2 Calcium phosphoricum D6, Nr. 3 Ferrum phosphoricum D12: je 12 Pastillen, die »heiße 7«, Nr. 11 Silicea D12: 15 Pastillen

Affirmation: Ich bin bei allen Wechseln der Zyklen ausgeglichen und in Frieden. Ich akzeptiere den Lauf der Natur und bin in Harmonie. Ich segne meinen Körper mit Liebe.

Knieprobleme, allgemein

Gestörtes Chakra: Wurzelchakra

Hintergrund: Arthrose, Arthritis, Verletzungen oder Fehlbelastungen können Schmerzen in den Knien verursachen.

Organsprache: Knieprobleme zeigen die Unfähigkeit, sich zu beugen, zu knien oder zu vergeben. Meist sind Starrköpfigkeit, starker Egoismus oder verdrängte unbewusste Ängste die Ursache. Betroffene können aus starkem Stolz heraus nicht demütig sein. Toleranz, Mitgefühl und die Fähigkeit der Vergebung sollten wieder entwickelt werden.

Krankheit begünstigende Glaubenssätze: Mich bekommt keiner klein, ich beuge mich nicht.

Empfehlung: bei Entzündung: Nr. 3 Ferrum phosphoricum D12 und Nr. 8 Natrium chloratum D6: je 15 Pastillen; bei Verschleiß: Nr. 1 Calcium fluoratum D12, Nr. 8 Natrium chloratum D6 und Nr. 11 Silicea D12: je 12 Pastillen

Affirmation: Ich zeige Mitgefühl und Verständnis und bin bereit, zu vergeben. Ich beuge mich dem Fluss des Lebens.

Kopfschmerzen

Gestörte Chakren: Stirnchakra, Kronenchakra

Hintergrund: Kopfschmerzen können viele Formen annehmen und die verschiedensten Ursachen haben. Meistens liegt keine ernsthafte Erkrankung vor. Fast jeder Mensch leidet im Laufe seines Lebens gelegentlich an Kopfschmerzen. Kopfschmerzen sind meist harmlos, wenn sie selten und erträglich sind und nur kurze Zeit andauern. Sie können den ganzen Kopf betreffen oder sich nur in bestimmten Bereichen bemerkbar machen, als Attacken auftreten oder ständig vorhanden sein. Auch die Intensität des Schmerzes variiert von leicht bis unerträglich. Der Schmerz selbst wird entweder dumpf, drückend, stechend, pulsierend oder bohrend empfunden. Manchmal wird er von Übelkeit, Brechreiz, Lärm- und Lichtempfindlichkeit, Sehstörungen oder Depressionen begleitet. Sollten Ihre Kopfschmerzen plötzlich auftreten und sehr heftig sein oder von Übelkeit, Fieber oder Nackensteife begleitet werden oder über Wochen immer wieder zurückkehren, dann müssen Sie einen Arzt aufsuchen.

Organsprache: Kopfschmerzen treten auf, wenn man mit dem Kopf »durch die Wand« will. Man will Großes erreichen, ohne sich um die Reserven des Körpers zu kümmern. Es geht einem viel durch den Kopf, man macht sich Sorgen über das Gelingen zukünftiger Vorhaben. Aber auch (die Angst vor) Misserfolg, Zweifel, Selbsthass und Kritik können sich als Kopfschmerz äußern. Der Schlüssel zur Schmerzfreiheit kann die Akzeptanz der Situation sein, in der man sich derzeit befindet.

Krankheit begünstigende Glaubenssätze: Ich habe den Kopf voll. Ich bin nicht genug. Wenn ich mich nur anstrenge, schaffe ich das. Ich muss ...

Empfehlung: Nr. 3 Ferrum phosphoricum D12: 10 Pastillen, die »heiße 7«, Nr. 10 Natrium sulfuricum D6, Nr. 11 Silicea D12: je 12 Pastillen

Affirmation: Ich betrachte mich und das, was ich tue, mit Liebe. Ich akzeptiere meine Grenzen.

Krampfadern

Gestörte Chakren: Herzchakra, Wurzelchakra

Hintergrund: Der Rückfluss des Blutes zum Herzen ist gehemmt. Durch die permanente Überfüllung der Gefäße kommt es zur Ermüdung der Venenklappen und zur Aussackung der Venen. Durch diese Volumenerweiterung wird der Rückstrom weiter verlangsamt.

Organsprache: Krampfadern verweisen auf Trägheit und Schwerfälligkeit sowie auf einen Mangel an innerem Halt. Die Lebenssituation ist zu akzeptieren, ebenso die eigene Haltung dazu. Die Haltung, vielleicht aber auch die gesamte Weltanschauung bedarf einer eingehenden Überprüfung. Kann das Leben neuerlich mit Freude und innerem Glück angenommen werden, fließt auch das Blut wieder.

Krankheit begünstigende Glaubenssätze: Ich habe mich überarbeitet, ich hasse die Lebensumstände, in denen ich mich befinde.

Empfehlung: Nr. 1 Calcium fluoratum D12, Nr. 9 Natrium phosphoricum D6, Nr. 10 Natrium sulfuricum D6 und Nr. 11 Silicea D12: je 15 Pastillen

Affirmation: Ich bewege mich in Freude und stehe zu meinem Leben. Ich liebe das Leben und bin im Fluss.

Krebs, allgemein

Gestörte Chakren: Wurzelchakra und das dem betroffenen Organ zugeordnete Chakra

Hintergrund: Die genauen Ursachen von Krebs sind trotz intensiver Forschung noch immer unbekannt. Es handelt sich um ein aggressives, zerstörerisches Zellwachstum mit Verdrängung und Infiltration des umliegenden Gewebes. Wahrscheinlich wirkt bei der Krebsentstehung eine Vielzahl von Risikofaktoren mit. Nach neuesten Erkenntnissen sind eine gesunde, abwechslungsreiche Ernährung, der Verzicht auf das Rauchen und regelmäßige Bewegung der beste Schutz.

Organsprache: Welche Botschaft eine spezielle Krebsart vermitteln möchte, können Sie in dem jeweiligen Organkapitel nachlesen. Allgemein ist zu beobachten, dass es sehr häufig Menschen trifft, die sich in ihrem Leben zu wenig gewehrt haben und sich eher als Opfer der Gesellschaft betrachten. Wie bei jeder unbehandelt tödlich verlaufenden Erkrankung versteckt sich auch hier der lange im Verborgenen gehegte Wunsch nach dem Tod. Die Gesellschaft hat diesen Wunsch tabuisiert, und er darf weder gedacht noch aktiv in Form eines Suizids in die Tat umgesetzt werden. Krebs ist vor allem für die Angehörigen des Erkrankten schwer zu ertragen, da sie seine Schmerzen und seinen Verfall mit ansehen müssen. Der subjektive Vorteil der Erkrankung könnte z. B. die volle Aufmerksamkeit der Angehörigen sein.

Die Botschaft der Erkrankung kann jedoch ein Hinweis darauf sein, sich endlich um sich selbst zu kümmern, alte Kränkungen zu verzeihen und die Freude am Leben zur Priorität zu machen. Krebs ist die Aufforderung, hundert Prozent der Verantwortung für das eigene Leben zu übernehmen und eben genau das zu tun, was der Krebs im Inneren »vorlebt«: sich seinen Raum im Leben erobern, wenn nötig auch gegen den Widerstand derjenigen, die an dieser Entwicklung kein Interesse haben. Damit ist auch gemeint, dass man sich um Alternativen kümmern muss, wenn man merkt, dass die Schulmedizin nicht der richtige Weg ist, und dass man diese Alternativen auch gegen den Willen der Ärzte (besser jedoch von ihnen begleitet) nutzt. Krebs verlangt eine eindeutige Stellungnahme für oder gegen das Leben. Dazu gehören alle Lebensbereiche: das Umfeld ebenso wie die Ernährung, die Prüfung aller Glaubenssätze und die Auseinandersetzung mit sich selbst. Krebs ist kein Todesurteil, sondern die unmissverständliche Aufforderung, endlich Farbe zu bekennen. Er gewährt die einmalige Chance, all das aufzuarbeiten, was im bisherigen Leben verdrängt wurde, die Weichen für die Zukunft zu stellen und aus den Fehlern der Vergangenheit zu lernen.

Krankheit begünstigende Glaubenssätze: Ich halte es nicht mehr aus. Ich bin allein und verzweifelt. Ich trage ein Geheimnis in mir, das mich zerfrisst. Tiefe Verletzungen heilen nicht. Ich kann nicht verzeihen.

Empfehlung: (herkömmliche Therapien begleitend) Nr. 1 Calcium fluoratum D12: 15 Pastillen, Nr. 2 Calcium phosphoricum D6: 18 Pastillen, Nr. 3 Ferrum phosphoricum D12: 20 Pastillen, Nr. 5 Kalium phosphoricum D6: 30 Pastillen (bei Schmerzen auch erheblich mehr), Nr. 7 Magnesium phosphoricum D6, Nr. 8 Natrium chloratum D6, Nr. 9 Natrium phosphoricum D6, Nr. 11 Silicea D12: je 15 Pastillen, Nr. 10 Natrium sulfuricum D6: 25 Pastillen, Nr. 12 Calcium sulfuricum D6: 30 Pastillen

Affirmation: Liebevoll vergebe ich und löse alles Vergangene. Ich nehme meinen Platz im Leben in voller Verantwortung ein. Ich fülle meine Welt mit Freude. Ich liebe und akzeptiere mich.

Kurzsichtigkeit

Gestörtes Chakra: Solarplexuschakra

Hintergrund: Die Lichtbrechung, die auf der Netzhaut ein Bild produziert, ist verschoben. Bei der Kurzsichtigkeit ist der Augapfel im Hinblick auf die Lichtbrechung zu kurz. Dinge, die in der Entfernung sind, werden unscharf wahrgenommen.

Organsprache: Dinge, die weit vor einem liegen (zeitlich), werden nicht wahrgenommen. Dinge, die weiter weg sind, entziehen sich der Kontrolle. Die Augen drücken Angst vor der Zukunft aus.

Krankheit begünstigende Glaubenssätze: Ich vertraue meiner inneren Führung nicht.

Empfehlung: Nr. 2 Calcium phosphoricum D6: 8 Pastillen

Affirmation: Ich nehme die göttliche Führung an. Ich bin in Sicherheit. Ich bin jetzt bereit, genau hinzuschauen.

Leberzirrhose

Gestörtes Chakra: Solarplexuschakra

Hintergrund: Durch unterschiedlichste toxische Einflüsse (meist Alkohol oder Medikamentenmissbrauch) oder als Folge einer Vorerkrankung (Hepatitis) ist Leberzellgewebe zugrunde gegangen. Die Leber ist in ihrer Funktionstüchtigkeit erheblich eingeschränkt. Sie verkleinert sich und erhärtet die Gewebestruktur.

Organsprache: Nicht nur Alkoholiker können an einer Leberzirrhose erkranken, sondern auch Menschen, die nie Alkohol getrunken haben. Ebenso wie Alkohol zerfressen Wut und Zorn die Leber (»Ihm ist eine Laus über die Leber gelaufen«).

Die Leber ist ein Speicher für Blutzucker. Wird durch emotionale Erregung Adrenalin in den Kreislauf gepumpt, stellt die Leber Zucker für Flucht und Angriff zur Verfügung. Wird körperlich weder geflüchtet noch angegriffen, kommt es durch die Ausschüttung zu freiem Zucker im Blut. Die Toxine der Leber können nicht abgebaut werden und vergiften so den Körper. Leberkranke fühlten sich in der Kindheit oft weggestoßen oder vernachlässigt. Loyalität konnten sie nicht erfahren. Aggressive Gefühle wurden um des gleichzeitigen Bindungswunsches willen unterdrückt. Betroffene quälen sich außerdem oft mit Gefühlen von Sinnlosigkeit, Selbstablehnung, mit verhärteten Schuldgefühlen oder Eifersucht.

Krankheit begünstigende Glaubenssätze: Ich kann meinen Ärger nicht verdauen.

Empfehlung: Nr. 6 Kalium sulfuricum D6, Nr. 10 Natrium sulfuricum D6: je 20 Pastillen, Nr. 12 Calcium sulfuricum D6: 30 Pastillen. Schüßlersalze können hier nur unterstützend zur schulmedizinischen Behandlung eingesetzt werden. Aus der Phytotherapie bieten sich Löwenzahn und Mariendistel zur Stärkung des Lebergewebes an.

Affirmation: Ich lasse die Vergangenheit hinter mir und schreite frei in mein weiteres Leben.

Lungenentzündung

Gestörtes Chakra: Herzchakra

Hintergrund: Man spricht von Lungenentzündung (Pneumonie), wenn unterschiedliche Erreger das Lungengewebe infizieren. Eine Ansteckung erfolgt typischerweise durch das Einatmen von Mikroorganismen (Bakterien, Viren, seltener Pilze und Parasiten). Sie kann jedoch auch durch Strahlentherapie oder Medikamente ausgelöst werden. Das betroffene Areal wird vermehrt durchblutet und schwillt an. Besonders gefährlich sind Lungenentzündungen, die im Krankenhaus entstehen. Die Hälfte aller Lungenentzündungen ist auf eine bestimmte Bakterienart (Streptococcus pneumoniae, auch Pneumokokken genannt) zurückzuführen. Eine Lungenentzündung gehört zusätzlich zur Behandlung mit Schüßlersalzen in die Hände eines Arztes!

Organsprache: Die Lunge wird jede Minute von anderthalb bis 13 Litern Luft durchströmt. Das maximale Volumen kann aber nur dann verarbeitet werden, wenn die Atemzüge ausreichend tief sind. Viele Menschen, die ihre Problematik über die Lunge leben, atmen nicht tief genug ein. Ein Großteil der Luft strömt ungenutzt wieder nach außen.

Die Lunge steht für die Kommunikation mit der Umwelt, für das Annehmen des Lebens und für die Angst vor dem Sterben. Die Entzündung der Lunge zeigt, dass sich der Betroffene in seinem Lebensraum eingeengt fühlt, ausgelöst durch einen Anlass, der nur wenige Tage zurückliegt. Bei Schmerzen oder Schwierigkeiten mit dem Atmen ist zu hinterfragen, ob man den Eindruck hat, am Leben zu ersticken oder erdrückt zu werden.

Krankheit begünstigende Glaubenssätze: Mir bleibt die Luft zum Atmen weg. Ich werde nicht anerkannt. Ich habe Glück nicht verdient.

Empfehlung: Nr. 3 Ferrum phosphoricum D12 und Nr. 4 Kalium chloratum D6: alle 5 Minuten je 1 Pastille, Nr. 12 Calcium sulfuricum D6: 12 Pastillen, aus der Phytotherapie: Spitzwegerich, Huflattich und Thymian, zusätzlich Atemtherapie

Affirmation: In Liebe lebe ich die Fülle des Lebens. Ich vergebe und lasse alte Wunden heilen.

Magen-/Zwölffingerdarmgeschwür

Gestörtes Chakra: Solarplexuschakra

Hintergrund: Ein Geschwür ist eine Wunde in der Schleimhaut bzw. in der Magen- oder Zwölffingerdarmwand. In leichteren Fällen ist nur die oberste Schicht der Schleimhaut betroffen (Erosion). Es kann aber auch die gesamte Schleimhaut oder die komplette Wand geschädigt sein (Ulcus). Der Begriff Magengeschwür wird im Allgemeinen sowohl für ein Geschwür im Magen (Ulcus ventriculi) als auch für ein Geschwür im Zwölffingerdarm (Ulcus duodeni) verwendet. Geschwüre des Zwölffingerdarms sind dreimal häufiger als Magengeschwüre. Geschwüre können auch mehrfach auftreten und sowohl Magen als auch Zwölffingerdarm gleichzeitig betreffen. Reicht das Geschwür tief in die Schleimhaut, können größere Blutgefäße eröffnet werden, und es kommt zu einer Blutung.

Organsprache: Psychosomatisch betrachtet sind Magen und Zwölffingerdarm der Teil des Körpers, in dem das Aufgenommene verdaut bzw. verarbeitet wird. Der Magen repräsentiert Ereignisse, die etwa drei bis sechs Wochen zurückliegen, während das Duodenum die Prozesse verarbeitet, die bis zu vier Monate zurückliegen. Der Verdauungstrakt ist sehr gut durchblutet und besteht überwiegend aus Muskulatur. Sie reagiert auf Ärger, indem sie sich zusammenzieht. Die resultierende verminderte Durchblutung behindert die Verdauungstätigkeit. Die Muskulatur verkrampft, und die Verdauung ist gestört. Angst, der Wunsch, unbequemen Situationen zu entfliehen, Depressionen, Resignation und Flucht vor der Wirklichkeit vermindern im Magen die Salzsäurezufuhr und damit die Zerkleinerung der Nahrung. Andauernder Ärger ist für den Verdauungstrakt wie ein geöffneter Gashahn ohne Flamme. Die Gifte verpesten die Schleimhäute, und ein Funken genügt, um die Explosion herbeizuführen.

Tief greifende Veränderungen, wie z. B. Berufswechsel, Heirat, Todesfälle, Trennung vom Elternhaus, sind Situationen, die sensiblen Menschen »auf den Magen schlagen« können. Geschwüre im Verdauungstrakt treten verstärkt während oder kurz nach der Veränderung der Lebenssituation auf.

Krankheit begünstigende Glaubenssätze: Es fällt mir schwer, mich zu trennen, ich kann Trennungen nicht verdauen. Ich will nichts Neues aufnehmen.

Empfehlung: Nr. 2 Calcium phosphoricum D6, Nr. 3 Ferrum phosphoricum D12: je 15 Pastillen, Nr. 4 Kalium chloratum D6, Nr. 8 Natrium chloratum D6: je 30 Pastillen, die »heiße 7«, Nr. 9 Natrium phosphoricum D6, Nr. 10 Natrium sulfuricum D6, Nr. 12 Calcium sulfuricum D6: je 12 Pastillen

Affirmation: Alles ist gut. Ich vertraue der Führung und nehme jeden Tag das Neue in mich auf.

Magenschleimhautentzündung (Gastritis)

Gestörtes Chakra: Solarplexuschakra

Hintergrund: Die akute oder chronische Magenschleimhautentzündung ist eine Reizung der Schleimhaut des Magens. Die Ursachen sind sehr vielfältig.

Organsprache: Die umgangssprachlichen Redewendungen wie »Er frisst seine Probleme in sich hinein« oder

»Es liegt ihm schwer im Magen« sind ein Hinweis auf das Thema. Der Magen reagiert auf alle Ereignisse. Besonders empfindlich ist er bei Ärger und Neid. Magenkranke fühlen sich leicht abgelehnt, sowohl im Arbeitsbereich als auch in der Familie. Betroffene reagieren auf Änderungen der Lebenssituationen besonders empfindlich. Durch den latenten Wunsch nach Fürsorge (bis hin zur Abhängigkeit) kommt es immer wieder zu Frustrationen. Dauerkonflikte, die nicht angesprochen werden und ständig weiterschwelen, sind häufig als Ursache zu finden. Tritt die Gastritis zum ersten Mal auf, liegt der Konflikt, der »hineingefressen« wurde, ca. vier Wochen zurück.

Krankheit begünstigende Glaubenssätze: Ich werde abgelehnt, wenn ich meine Wut zeige. Ich habe seelischen Hunger und kann es nicht zeigen.

Empfehlung: Nr. 3 Ferrum phosphoricum D12: 20 Pastillen, Nr. 4 Kalium chloratum D6: 9 Pastillen, Nr. 8 Natrium chloratum D6: 13 Pastillen, Nr. 9 Natrium phosphoricum D6: 12 Pastillen

Affirmation: Ich liebe und akzeptiere mich. Ich bin in Sicherheit.

Melancholie

Gestörte Chakren: Solarplexuschakra, Halschakra

Hintergrund: Die *melancholia* (griech., Schwermut) wurde von Hippokrates auf das Überfließen der schwarzen Galle zurückgeführt. Das Krankheitsbild zeichnet sich durch dumpfe Grundstimmung, Niedergeschlagenheit und Hoffnungslosigkeit aus. Oft treten somatische Beschwerden im Magen oder im Herz-Kreislauf-System auf.

Organsprache: Hinter der Melancholie steht in der Regel die Auseinandersetzung mit Ablehnung. Das daraus resultierende Schuld- und Schamgefühl ist die Ursache der Befindlichkeitsstörung. »Die Schuld der ganzen Welt lastet auf mir.« Diese Einstellung zum Leben ist häufig bei der Mutter abgeschaut, die ihre Ehe und ihr Leben so empfunden hat. Sie war von der Ehe enttäuscht und konnte den Kindern daher ihre Liebe nicht zeigen. Menschen, die als Kinder Ablehnung erfahren haben, leben in dem Zwiespalt, einerseits Liebe und Zuwendung bekommen zu wollen, andererseits jedoch, wenn sich ihnen jemand nähert, misstrauisch zu sein, da sie die Gefühle des anderen für unaufrichtig halten.

Krankheit begünstigende Glaubenssätze: Ich kann die Last des Lebens nicht ertragen.

Empfehlung: Nr. 6 Kalium sulfuricum D6: 8 Pastillen, Nr. 8 Natrium chloratum D6: 9 Pastillen, Nr. 12 Calcium sulfuricum D6: Kur, Nr. 14 Kalium bromatum D6: 5 Pastillen, Nr. 18 Calcium sulfuratum D6: 3 Pastillen, Nr. 22 Calcium carbonicum D6: 12 Pastillen

Affirmation: Ich erschaffe mein Leben selbst. Ich vertraue meinen Gefühlen.

Menstruationsbeschwerden

Gestörtes Chakra: Sexualchakra

Hintergrund: Kurz vor der Blutung fallen die Hormonspiegel im Blut ab. Diese Hormonschwankungen und das Zusammenziehen der Gebärmuttermuskulatur während der Menstruation sind für die Beschwerden verantwortlich. Die meisten Frauen kennen ihren Körper so gut, dass sie diese Beschwerden nicht beunruhigen. Manche Frauen fühlen sich allerdings erheblich in ihrer Lebensqualität beeinträchtigt. Sie können ihren Verpflichtungen nicht nachkommen und fallen zum Teil in ihrem Job aus. Kopf-, Rücken- und Unterleibsschmerzen sind die klassischen Beschwerden. Vor allem Mädchen und jüngere Frauen leiden unter starken Schmerzen (Dysmenorrhoe). Hormonelle Präparate mit oder ohne Östrogen bessern die Symptome in vielen Fällen. Spirale und Hormonspirale können die Beschwerden verstärken.

Organsprache: Will sich eine Frau kennen und verstehen, muss sie ihre Mutter kennen und verstehen. Alles, was die Mutter tut, geht auf die Nachkommen über, auch wenn das Band verleugnet wird oder scheinbar zerrissen ist. Die innere Einstellung zum eigenen Körper, zu Liebe und Sexualität überträgt sich von einer Generation auf die nächste. Wut und Schuld spielen eine wichtige Rolle. Häufig haben sich die Eltern statt einer Tochter einen Sohn gewünscht. Auch Missbrauch kommt auffallend oft in der Anamnese von Frauen mit Menstruationsbeschwerden vor.

Ein anderer Aspekt ist die (unbewusste) Hoffnung auf Schwangerschaft, der durch den Eintritt der Blutung zunächst aufgegeben werden muss, da die Blutung sichtbar zeigt, nicht schwanger zu sein.

Krankheit begünstigende Glaubenssätze: Ich fühle mich in meiner Rolle als Frau nicht zu Hause. Ich bin in meiner Weiblichkeit verletzt. »Frau sein« heißt Schmerzen ertragen.

Empfehlung: die »heiße 7« mehrmals täglich, zusätzlich Nr. 7 Magnesium phosphoricum D6: 9 Pastillen, Nr. 19 Cuprum arsenicosum D6: 12 Pastillen

Affirmation: Ich akzeptiere meine ganze Kraft als Frau. Alle Vorgänge in meinem Körper sind natürlich. Ich liebe und akzeptiere mich.

Migräne

Gestörte Chakren: Stirnchakra, Kronenchakra, periodenabhängig Sexualchakra

Hintergrund: Migräne ist ein anfallsartig auftretender, periodisch wiederkehrender, überwiegend einseitiger Kopfschmerz, der oft mit Übelkeit und Erbrechen einhergeht. Sie kann in jedem Alter auftreten. Personen, in deren Familie Migräne vorkommt, haben ein höheres Erkrankungsrisiko.

Forscher nehmen an, dass in der Entstehung der Migräne verschiedene Neurotransmitter eine entscheidende Rolle spielen. Ein Neurotransmitter ist ein Stoff, der in Nervenzellen gespeichert und bei der Erregung der Zelle freigesetzt wird. So werden Signale, wie eine Hemmung oder Aktivierung, an Organe wie Blutgefäße, Muskeln, Herz oder den Magen-Darm-Trakt weitergeleitet. Als mögliche Ursache der Migräne wird eine Störung des Serotonin-Gleichgewichts angenommen. Zusätzlich löst Serotonin die Freisetzung von Botenstoffen, wie z. B. Prostaglandinen, aus, die im Gehirn zu einer Gefäßengstellung und außerhalb des Gehirns zu einer Gefäßweitstellung führen.

Auslösende Faktoren sind unter anderem: Stress, Rotwein, Schokolade, bestimmte Käsearten, Alkohol, körperliche Belastung, Menstruation, Einnahme der Pille, grelles Licht oder Reisen. Meistens treten die Attacken jedoch spontan auf.

Organsprache: Migräne legt einen Dauerkonflikt nahe, der zwischen den Leistungen, die der Betroffene erbringen kann, und den (vermeintlichen) Forderungen der Umwelt besteht. Hinter der Migräne steht häufig eine maskierte Depression. Der Betroffene kann sich nur über den Kopfschmerz den Rückzug gewähren, den er gerne hätte. Er traut sich aus unterschiedlichsten Gründen nicht, Nein zu sagen, bevor es wehtut. Der Schmerz ist in seiner Welt die einzige Legitimation für einen Rückzug. Er braucht nicht »geistig auf der Höhe« zu sein.

Krankheit begünstigende Glaubenssätze: Meine innere Unruhe treibt mich zu immer größeren Leistungen. Ich kann nicht schaffen, was ich will/was von mir gefordert wird. Nur wenn ich leiste, werde ich geliebt und anerkannt.

Empfehlung: Gleich zu Beginn des Anfalls die »heiße 7«

mehrmals einnehmen, zusätzlich Nr. 19 Cuprum arsenicosum D6: 12 Pastillen, Nr. 4 Kalium chloratum D6: 7 Pastillen

Affirmation: Ich bekomme vom Leben alles, was ich brauche. Ich entspanne mich im Strom des Lebens. Das Leben ist für mich.

Morbus Crohn

Gestörtes Chakra: Solarplexuschakra

Hintergrund: Morbus Crohn (auch Ileitis) ist eine Entzündung des Dünndarms, es kann aber auch den Dickdarm (dann Wurzelchakra) befallen. Es kommt zu Durchfällen mit Bauchschmerzen, die zunächst unregelmäßig und später chronisch sind.

Organsprache: Meist steht eine »übermächtige« Mutter im Hintergrund, die sich immer wieder in das Leben des Betroffenen einmischt, oder aber der Betroffene lebt sein Leben nach den Regeln der Mutter. Wer an Morbus Crohn leidet, weist sich ständig zurück und fühlt sich auch von anderen abgewiesen.

Krankheit begünstigende Glaubenssätze: Ich werde abgewiesen, ich werde nur bei Leistung geliebt. Ich muss den Werten meiner Mutter entsprechen.

Empfehlung: Nr. 1 Calcium fluoratum D12: 6 Pastillen, (im Schub) Nr. 3 Ferrum phosphoricum D12: 30 Pastillen, Nr. 5 Kalium phosphoricum D6: 18 Pastillen, Nr. 8 Natrium chloratum D6: 12 Pastillen, Nr. 10 Natrium sulfuricum D6: 20 Pastillen

Affirmation: Ich lebe friedlich und freundlich im Jetzt. Ich lebe nach meinen eigenen Werten.

Morbus Meniere

Gestörtes Chakra: Halschakra

Hintergrund: Die Krankheit geht vom Innenohr aus. Es kommt zu einer vermehrten Wasseransammlung im Inneren des Gleichgewichtsorgans. Ursache ist entweder eine übermäßige Produktion oder ein gestörter Abfluss von Gewebeflüssigkeit im Ohr (Endolymphe). Daraus entsteht eine Druckveränderung, die plötzlich und ohne Vorwarnung auftreten kann. Warum sich die Flüssigkeitsmenge ändert, ist nicht klar. Der plötzlich auftretende Drehschwindel mit Übelkeit bis zum Erbrechen kann ohne erkennbaren Anlass zu jeder Tages- und Nachtzeit auftreten. Die Schwindelattacken dauern minuten- bis stundenlang an und wiederholen sich in unterschiedlich großen Abständen. Das Schwindelgefühl kann so stark ausgeprägt sein, dass der Patient nicht mehr selbsttätig stehen kann. Zusätzlich besteht ein zeitweise auftretender Hörverlust, verbunden mit Tinnitus sowie mit einem Druckgefühl im betroffenen Ohr.

Organsprache: Durch den Schwindel wird der Betroffene von seinem (vielleicht starren) Standpunkt gerissen. Die Ersterkrankung tritt anfallsweise meist nach einer emotionalen Krise auf. Die Erde schwankt scheinbar unter den Füßen. Der Betroffene kann das innere und äußere Erleben nicht unter einen Hut bringen und nicht auf den Boden der Tatsachen zurückkehren. Schwindel zeigt geistige Höhenflüge an. Der mit der Krankheit häufig verbundene Hörverlust sagt: Ich kann und will dich nicht mehr anhören.

Krankheit begünstigende Glaubenssätze: Ich mache mir etwas vor, ich beschwindle mich. Ich will nicht mehr hören.

Empfehlung: Nr. 1 Calcium fluoratum D12, Nr. 2 Calcium phosphoricum D6, Nr. 3 Ferrum phosphoricum D12, Nr. 4 Kalium chloratum D6, Nr. 11 Silicea D12: je 12 Pastillen, bei Schmerzen zusätzlich die »heiße 7«

Affirmation: Ich lebe meinen Standpunkt. Ich bin in meiner Mitte.

Morbus Parkinson

Gestörtes Chakra: Kronenchakra

Hintergrund: Die Parkinson-Erkrankung (Morbus Parkinson) ist eine Krankheit, bei der es zu einem fortgeschrittenen Verlust bestimmter Zellen (der Dopamin produzierenden Zellen) des Gehirns kommt. Dadurch kann das Hormon Dopamin nicht mehr in ausreichender Menge ausgeschüttet werden. Ohne die richtige Menge an Dopamin kann sich der Mensch nicht richtig bewegen. Es kommt zu den klassischen Symptomen mit Bewegungsarmut bzw. Verlangsamung (Akinese), Muskelsteifheit (Rigor) und Zittern (Tremor). Aufgrund des Symptombilds heißt die Erkrankung auch Schüttellähmung (Paralysis agitans).

Organsprache: Wie bei allen Erkrankungen, die zur Pflegebedürftigkeit führen, hat der Betroffene den Wunsch, versorgt zu werden, da er schon sehr früh Verantwortung übernehmen musste. Die Schüttellähmung verhindert die kontrollierten Bewegungsabläufe der Arme und Hände. Es ist zu prüfen, ob ein vergangenes Trauma oder zurückliegendes schweres Ereignis noch immer Angst auslöst. Es werden Kummer, Frustration, Wut und Schuld sowie Erschöpfung gespürt. Der Betroffene möchte das nicht mehr fühlen. Der Beginn der Erkrankung ist meist von tiefer Depression und Vergesslichkeit begleitet. Beides hilft dem Patienten, das Trauma oder die Verletzung auszublenden.

Krankheit begünstigende Glaubenssätze: Ich will mein Leben unter Kontrolle haben. Ich hätte es verhindern müssen. Ich will keine Verantwortung mehr tragen. Ich will das alte Trauma abschütteln.

Empfehlung: Nr. 2 Calcium phosphoricum D6: 30 Pastillen, Nr. 11 Silicea D12: 15 Pastillen

Affirmation: Ich entspanne mich in dem Wissen, dass ich in Sicherheit bin. Das Leben ist für mich, und ich vertraue dem Prozess des Lebens.

Multiple Sklerose

Gestörte Chakren: Solarplexuschakra, Kronenchakra

Hintergrund: Die Multiple Sklerose (MS) ist eine chronisch entzündliche Erkrankung von Gehirn und Rückenmark, bei der es zur Entmarkung bestimmter Nervenfasern kommt. Nach Expertenmeinung handelt es sich um eine Fehlreaktion des körpereigenen Abwehrsystems (Autoimmunerkrankung), die zur allmählichen Zerstörung der Nervenhüllen (Myelinscheiden) führt. Das Mark umhüllt als fetthaltige Schicht diese Nervenfasern und sorgt für die Weiterleitung von Nervenimpulsen. Fehlt diese isolierende Schicht, dann sind Lähmungen, sensible Reizerscheinungen, Sehstörungen auf zunächst einem Auge und viele andere Symptome die Folge. Unter den verschiedenen Verlaufsformen der Multiplen Sklerose gibt es sehr milde, die im Alltagsleben kaum spürbar sind, jedoch auch stärkere, die schon bald in die Pflegesituation führen.

Organsprache: MS führt unbehandelt schnell in die Hilfsbedürftigkeit. Der Krankheitszustand gewährt Kontrolle über das Umfeld. MS-Kranke treffen ungern eigene Entscheidungen und fragen lieber andere nach ihrer Meinung. Sie halten sich an einen Rat, von dem sie wissen, dass er falsch ist. Die am häufigsten vertretenen Themen bei MS-Kranken sind Groll, Wut, Macht, Kritik und Schuldgefühle. Eigentlich möchte der Betroffene Geborgenheit spüren und erleben, denn meist hat er in der Kindheit davon nicht genug erfahren. Bekommt er die gewünschte Geborgenheit, kann er dennoch nicht von seinem Kontroll- und Machtanspruch ablassen. Der Schlüssel zur Heilung kann bei leichteren Verläufen die Übernahme der vollen Verantwortung für das eigene Leben sein.

Krankheit begünstigende Glaubenssätze: Man bekommt im Leben nichts geschenkt. Ich bin es nicht wert, geliebt zu werden. Ich werde nur gesehen/geliebt, wenn ich etwas leiste. Wenn ich mich nicht selbst darum kümmere, macht es keiner. Ich bin lieb und tue, was euch gefällt.

Empfehlung: Nr. 2 Calcium phosphoricum D6: 15 Pastillen, Nr. 5 Kalium phosphoricum D6: 12 Pastillen, Nr. 12 Calcium sulfuricum D6: 9 Pastillen

Affirmationen: Ich trage die volle Verantwortung für mein Leben. Ich entscheide freudig. Ich entscheide, in welche Richtung meine Gedanken gehen.

Muskelverspannungen (gesamter Rücken)

Gestörtes Chakra: Solarplexuschakra

Hintergrund: Durch innere und äußere, auch mentale Anspannungen und Fehlhaltungen kommt es zu Schmerzen in unterschiedlichen Bereichen der Rückenmuskulatur. Der Rücken bietet sich als großes Spannungsfeld an.

Organsprache: Die Mutter sitzt im Nacken und der Vater im Kreuz. Hat eine Person Schwierigkeiten mit der Schulter-Nacken-Muskulatur, lohnt es sich, die Beziehung zur Mutter anzuschauen. Häufig versuchen diese Menschen, den Ansprüchen, die die Mutter in der Kindheit an sie stellte, noch heute gerecht zu werden. Sie haben diese Werte ungeprüft übernommen und leben sie auch weiterhin. Sie haben es versäumt, sich eigene Richtlinien und Werte für ihr Leben zu schaffen.

Der Vater ist in der Regel das Familienoberhaupt, das die Existenz sichert. Menschen, die unter Schmerzen im unteren Rücken leiden, leben die in der Kindheit geprägten materiellen Vorstellungen unüberprüft weiter. Oft suchen sie auch als Erwachsene noch nach der väterlichen Anerkennung. Sie wollen gut sein, um zu beweisen, dass sie es wert sind, geliebt zu werden. Schmerzen im unteren Rücken treten außerdem auf, wenn man sich gedanklich mit einem Wechsel seiner Lebensumstände befasst (Beruf, Wohnung, Partnerschaft etc.). Sie haben etwas mit Existenzsorgen und Zukunftsängsten zu tun.

Krankheit begünstigende Glaubenssätze: Ich kann den Lasten des Lebens nicht standhalten.

Empfehlung: Nr. 1 Calcium fluoratum D12: 12 Pastillen, Nr. 4 Kalium chloratum D6: 9 Pastillen, die »heiße 7«, Nr. 12 Calcium sulfuricum D6: Kur

Affirmation: Ich stelle mich neugierig neuen Erfahrungen. Ich teile meine Aufgaben mit anderen.

Myom

Gestörte Chakren: Sexualchakra, Solarplexuschakra

Hintergrund: Ein Myom ist eine Wucherung der Gebärmuttermuskulatur. Es kann entweder in das Innere der Gebärmutter oder in den Bauchraum hineinwachsen. In der Folge kommt es zu einer Vergrößerung des Uterus. Häufig zeigt sich das Myom durch starke Blutungen und ein Hervortreten des Unterbauchs.

Organsprache: Ein Myom kann ein Hinweis auf einen Kinderwunsch sein. Mit »Kind« sind hier auch Projekte gemeint, die auf einem Herzenswunsch basieren, z. B. ein unternehmerisches Projekt oder die Intensivierung eines Hobbys. Die Frau brütet etwas aus, geht gedanklich mit etwas schwanger. Tiefe Zweifel im Hinblick auf die eigenen Fähigkeiten und die Umsetzbarkeit des Vorhabens kommen häufig vor im Zusammenhang mit einem Myom. Geht es um Mutterschaft, ist zwar ein Kinderwunsch da, doch ist er gepaart mit einer Abwehr gegen Schwangerschaft und Mutterschaft. In der Kindheit herrschten meist strenge Vorstellungen der Eltern über das Rollenverhalten von Mann und Frau vor.

Krankheit begünstigende Glaubenssätze: Ich wünsche mir ein Kind, habe jedoch Angst, (von dir) ein Kind zu bekommen. Du hast mich verletzt, ich verzeihe nicht. Ich fühle mich als Frau nicht geachtet.

Empfehlung: Nr. 1 Calcium fluoratum D12: 20 Pastillen, Nr. 3 Ferrum phosphoricum D12: 15 Pastillen, Nr. 6 Kalium sulfuricum D6: 6 Pastillen, Nr. 12 Calcium sulfuricum D6: 12er-Kur.

Affirmation: Ich erzeuge Gutes in meinem Leben. Ich trenne mich mit Leichtigkeit von den Mustern, die dieses Erlebnis zu mir gezogen hat.

Nackenprobleme/HWS-Syndrom

Gestörte Chakren: Wurzelchakra, Solarplexuschakra, Halschakra

Hintergrund: Durch Unfälle, Verspannungen, Fehlhaltungen oder Knochendeformationen kommt es zu Irritationen der Nerven im Nackenbereich.

Organsprache: Im Allgemeinen sitzen Themen, die mit der Mutter zu tun haben, im Nacken. Häufig sind es Schuldgefühle, die der Betroffene der Mutter gegenüber hat, weil er oder sie nicht das Kind ist, das sie sich (vermeintlich) gewünscht hat.

Im Alter entwickelt sich der untere Halswirbelbereich häufig zu einem »Witwenbuckel«. Dieser ist ein Zeichen dafür, dass der Betroffene aus seinen alten Strukturen nicht aussteigen will und sich weigert, sich den neuen Umständen anzupassen.

Nackenprobleme weisen außerdem auf die Weigerung, in eine andere Richtung zu schauen, um ein Problem von einer anderen Seite zu betrachten. Hartnäckigkeit, Sturheit und Unbeweglichkeit im Denken kommen im HWS-Syndrom körperlich zum Ausdruck.

Krankheit begünstigende Glaubenssätze: Ich werde von meiner Mutter nicht geliebt. Ich kann meiner Mutter nicht verzeihen. Ich kann alles (er)tragen. Ich kann mich nicht wehren.

Empfehlung: Nr. 1 Calcium fluoratum D12, Nr. 10 Natrium sulfuricum D6: je 12 Pastillen, cranio-sacrale Behandlungen

Affirmation: Ich öffne mich für alle Seiten einer Sache.

Ich bin offen für weitere Möglichkeiten zur Lösung eines Problems. Ich akzeptiere meine Kindheit mit allem, was ich erlebt habe.

Neuralgie

Gestörtes Chakra: Kronenchakra

Hintergrund: Unter Neuralgie versteht man einen heftigen, einschießenden Nervenschmerz ohne Sensibilitäts- oder Entzündungsanzeichen. Sie macht sich in unregelmäßigen Abständen bemerkbar. Am bekanntesten ist die Trigeminusneuralgie. Es können jedoch auch andere Nerven betroffen sein.

Organsprache: Eine Neuralgie deutet beim Patienten auf eine Art »Verstümmelungswunsch« hin. Er ist bereit, sich um jeden Preis operieren zu lassen, nur damit die Schmerzen weggehen. Der Schmerz zeigt eine sehr tief versteckte Aggression, die hervorbricht und nicht beherrschbar ist. Viele Neuralgiepatienten fühlten sich in der Kindheit durch ihre Mutter eingeengt. Gefügigkeit und Gehorsam sind früh ausgebildete Eigenschaften. Jede Form von Aggression wurde unterdrückt.

Krankheit begünstigende Glaubenssätze: Ich verstecke mich. Wie es innen aussieht, geht keinen etwas an. Ich wahre den Schein.

Empfehlung: Nr. 1 Calcium fluoratum D12: 12 Pastillen, Nr. 2 Calcium phosphoricum D6: 8 Pastillen, Nr. 5 Kalium phosphoricum D6: 15 Pastillen, Nr. 11 Silicea D12: 18 Pastillen

Affirmation: Ich teile mich liebevoll mit. Ich liebe und akzeptiere mich.

Neurodermitis

Gestörtes Chakra: Solarplexuschakra

Hintergrund: Neurodermitis, endogenes Ekzem und atopische Dermatitis bezeichnen die gleichen Hauterscheinungen. Psychische Faktoren und Umwelteinflüsse provozieren den Ausbruch der Krankheit. Viele Neurodermitiker reagieren auf bestimmte Stoffe allergisch. Das können Inhaltsstoffe von Nahrungsmitteln sein, Blütenpollen, Tierhaare, Hausstaub oder Wolle. Kommen sie mit ihnen in Kontakt, reagiert die überempfindliche Haut mit erneuter Ekzembildung. Aber auch innere Faktoren, wie Stress bei der Arbeit oder Trauer können einen akuten Schub auslösen.

Die Haut ist extrem trocken und juckt unerträglich. Beschwerdefreie Zeiträume werden unterbrochen von Krankheitsausbrüchen verschiedenen Schweregrads. Menschen mit Neurodermitis haben zudem ein höheres Risiko, an anderen atopischen Krankheiten wie beispielsweise Asthma oder Allergien zu erkranken. Auch die Psyche leidet unter den Hauterscheinungen.

Organsprache: Obwohl eine Neurodermitis nicht ansteckend ist, scheuen viele Menschen vor dem Kontakt mit den Betroffenen zurück. Die Scham über das Aussehen untergräbt das Selbstwertgefühl der Betroffenen und mindert die Lebensqualität. Hautallergien haben etwas mit der Angst vor Berührungen zu tun und verweisen auf eine Abwehr gegen liebevolle Umarmungen. Die Haut grenzt Menschen voneinander ab, und zugleich ist sie das Organ, um mit anderen in Kontakt zu treten. Einerseits ist der Neurodermitiker durch die wunde Haut schutzlos, andererseits baut sich durch die raue Haut ein Panzer auf. Dies kann eine konkrete Abwehr gegen Sexualität sein. Es kann jedoch auch die Frage dahinter stehen: »Liebst du mich auch dann noch, wenn ich hässlich bin?«

Krankheit begünstigende Glaubenssätze: Ich bin hässlich. Ich bin es nicht wert, geliebt zu werden.

Empfehlung: Nr. 2 Calcium phosphoricum D6: 10 Pastillen, Nr. 3 Ferrum phosphoricum D12, Nr. 9 Natrium phosphoricum D6, Nr. 12 Calcium sulfuricum D6: je 20 Pastillen, Nr. 4 Kalium chloratum D6, Nr. 6 Kalium sulfuricum D6: je 15 Pastillen, Nr. 7 Magnesium phosphoricum D6: 7 Pastillen, Nr. 8 Natrium chloratum D6, Nr. 10 Natrium sulfuricum D6: 25 Pastillen, Nr. 24 Arsenicum jodatum D6: 12 Pastillen

Affirmation: Ich bin sicher. Ich schütze mich mit liebevollen Gedanken der Freude und des Friedens. Die Vergangenheit ist vergeben und vergessen. Ich bin frei für den Augenblick.

Nierenbeckenentzündung

Gestörtes Chakra: Sexualchakra

Hintergrund: Die häufigste, meist bakteriell verursachte

Entzündung der Niere ist die Nierenbeckenentzündung. Oft ist ein aufgestiegener Harnwegsinfekt die Ursache.

Organsprache: Die Niere steht für die Trennung von »Gutem« und »Verbrauchtem«. Sie fordert uns auf, uns von »giftigen Gedanken« im Hinblick auf Partnerschaft und Elternschaft zu lösen. Auch die Trennung von einem Verstorbenen kann Nierenprobleme hervorrufen. Weitere Themen sind aufsteigende zornige Emotionen oder Vorwürfe.

Krankheit begünstigende Glaubenssätze: Ich habe Angst vor einer Partnerschaft/Elternschaft.

Empfehlung: Nr. 3 Ferrum phosphoricum D12: alle 5 Minuten 1 Pastille im Wechsel mit Nr. 4 Kalium chloratum D6, Nr. 9 Natrium phosphoricum D6: 18 Pastillen, Nr. 11 Silicea D12: 15 Pastillen. Als Alternative zur Behandlung mit Antibiotika kann kolloidales Silber eingesetzt werden.

Affirmation: Ich bin sicher und frei. Es geschieht zu jeder Zeit das Richtige in meinem Leben. Ich vertraue.

Nierenentzündung

Gestörtes Chakra: Sexualchakra

Hintergrund: Wie der Name bereits zeigt, handelt es sich hier um eine Entzündung des Nierengewebes. Meist ist sie bakteriell verursacht. Erreger erreichten ungehindert das Innerste der Niere.

Organsprache: Das Ereignis, auf das sich die Entzündung bezieht, liegt meist nicht länger als sieben Tage zurück.

Eine Auseinandersetzung, die mit Kritik, Versagen oder Enttäuschung in Bezug auf Eltern, Elternschaft oder Partnerschaft (auch Geschwister) zu tun hat, erreichte ungehindert das Innerste und erzeugte eine Überreaktion.

Krankheit begünstigende Glaubenssätze: Ich kann mich nicht von dir lösen. Ich will nicht Abschied nehmen.

Empfehlung: Nr. 3 Ferrum phosphoricum D12: alle 5 Minuten 1 Pastille im Wechsel mit Nr. 4 Kalium chloratum D6, Nr. 9 Natrium phosphoricum D6: 18 Pastillen, Nr. 11 Silicea D12: 15 Pastillen. Als Alternative zur Behandlung mit Antibiotika kann kolloidales Silber eingesetzt werden.

Affirmation: Ich bin sicher und frei. Es geschieht zu jeder Zeit das Richtige in meinem Leben. Ich vertraue.

Nierensteine

Gestörtes Chakra: Sexualchakra

Hintergrund: In der Niere oder den oberen Harnleitern haben sich Ablagerungen und Steine gebildet. Kommen die Steine oder Kristalle ins Rutschen, sind heftige Schmerzattacken (Koliken) die Folge. Betroffene verspüren dann meist starken Bewegungsdrang. Wird dem nachgegeben, können die Kristalle durch die Bewegung zur Ausscheidung gebracht werden.

Organsprache: Die Steinbildung steht für Brocken von Wut und Angst sowie für das Gefühl, in diesen Gefühlen festzustecken. Sie loszulassen verursacht Trennungsschmerz. Andere Themen, auf die das Symptom hinweist, können verhärtete Ängste, Trennungsschmerz und schmerzhaftes Loslassen sein.

Krankheit begünstigende Glaubenssätze: Ich bin wütend, gebe es jedoch nicht zu. Ich zeige mich verständig.

Empfehlung: Sehr, sehr viel Wasser trinken, bis zu sechs Liter am Tag. Bei akuten Schmerzen: die »heiße 7« (bei Bedarf Einnahme mehrfach wiederholen). Zur Vorbeugung: Nr. 1 Calcium fluoratum D12: 7 Pastillen, Nr. 6 Kalium sulfuricum D6: 6 Pastillen, Nr. 8 Natrium chloratum D6: 12 Pastillen, Nr. 9 Natrium phosphoricum D6: 15 Pastillen

Affirmation: Meine Gefühle sind im Fluss. Ich vertraue. Mit Leichtigkeit löse ich die Probleme der Vergangenheit auf.

Ohrgeräusche (Tinnitus)

Gestörte Chakren: Halschakra, Stirnchakra

Hintergrund: Leidet ein Patient unter Tinnitus, hört er einen Ton oder ein Geräusch, das objektiv nicht existiert. Tinnitus wird vermutlich, ähnlich wie der Hörsturz, aufgrund von Durchblutungsstörungen der kleinsten Innenohrgefäße ausgelöst (Mikrozirkulationsstörung). Ist ein Mensch in einem bestimmten Frequenzbereich schwerhörig, sind die feinen Haarzellen im Innenohr, die für diese spezielle Frequenz zuständig sind, geschädigt. Angekoppelte Nervenzellen, die den entsprechenden Ton ins Gehirn weiterleiten, werden gewissermaßen arbeitslos, was zu Irritationen führt. Senden die Nervenzellen zudem unentwegt Falschmeldungen an das Hörzentrum im Gehirn, nimmt der Betroffene dies als Tinnitus wahr.

Organsprache: Ein Tinnitus ist die Aufforderung, sich Zeit für sich zu nehmen und sich für eine Weile von der Welt zurückzuziehen. Der inneren Stimme muss Gehör geschenkt werden. Gibt es Emotionen, die ich verdrängt habe aus Angst, dass meine »heile« Welt durcheinander kommen könnte?

Krankheit begünstigende Glaubenssätze: Ich will nicht hören. Ich will vergessen.

Empfehlung: Nr. 2 Calcium phosphoricum D6: 12 Pastillen, Nr. 3 Ferrum phosphoricum D12, Nr. 4 Kalium chloratum D6: je 15 Pastillen, Nr. 9 Natrium phosphoricum D6: 12 Pastillen, Nr. 11 Silicea D12: 20 Pastillen

Affirmation: Ich vertraue meiner inneren Führung.

Osteoporose

Gestörte Chakren: Wurzelchakra (Wirbelsäule/Beine), Halschakra (Arme/Schultern)

Hintergrund: Es handelt sich hierbei um eine generalisierte Knochenerkrankung mit Verminderung der Knochendichte und -masse. Es besteht erhöhtes Bruchrisiko. Besonders betroffen sind Wirbel und Oberschenkelhalsknochen, jedoch können auch die Knochen der Arme spontan brechen.

Organsprache: Menschen, die an Osteoporose leiden, haben in der ersten Lebenshälfte die Familie (bei Frauen) oder die Arbeit (bei Männern) in den Mittelpunkt ihres Lebens gestellt. Verändern sich die Gegebenheiten (durch den Auszug der Kinder oder Eintritt in die Rente), fehlt der Halt im Leben, die Menschen brechen ein. Vorbeugend sollte bereits beizeiten nach einer alternativen Aufgabe gesucht werden.

Krankheit begünstigende Glaubenssätze: Meine Familie (meine Arbeit) ist mein Leben. Wenn sie geht, werde ich nicht mehr gebraucht.

Empfehlung: Nr. 1 Calcium fluoratum D12, Nr. 2 Calcium phosphoricum D6, Nr. 7 Magnesium phosphoricum D6, Nr. 11 Silicea D12: je 15 Pastillen

Affirmation: Das Leben stützt mich auf unerwartete, liebevolle Weise. Ich trete für mich selbst ein.

Panikstörungen

Gestörtes Chakra: Wurzelchakra

Hintergrund: Die Panikstörung ist gekennzeichnet durch das plötzliche, unvorhersehbare Auftreten massiver Angst. Die betroffene Person erlebt sie oft als Todesangst und vermutet dahinter ein körperliches Leiden. Durchschnittlich dauert eine Panikattacke zwischen zehn und 30 Minuten. Es gibt aber auch Fälle, in denen sie bis zu einigen Stunden fortdauern kann.

Steht die Angst vor einem Objekt (Schlange, Spinne etc.) im Vordergrund, so spricht man von einer Phobie.

Eine einzelne Panikattacke bedeutet noch lange keine Panikstörung. Die Panikstörung kann auch gemeinsam mit einer Angst vor öffentlichen Plätzen (Agoraphobie) auftreten. Die Patienten fürchten sich dann etwa, in öffentlichen Verkehrsmitteln zu fahren, das Kino oder das Theater zu besuchen oder zum Einkaufen in den Supermarkt zu gehen. Ohne Begleitung können sie diese Plätze nicht mehr aufsuchen. Der Verlust des Arbeitsplatzes kann eines der Folgeprobleme sein.

Organsprache: Wenn jemand in bestimmten Situationen Panik oder Angst empfindet, ist seine volle Konzentration auf die Vermeidung der Situation gerichtet. Er beschäftigt sich ständig mit der Frage »Was wäre, wenn ...?« und ist gedanklich immer in dieser Situation. Doch fehlt der Mut, sich tatsächlich der Situation zu stellen. In der Tierwelt gibt es den Totstellreflex. Dieser Mechanismus greift auch hier (vor Angst gelähmt sein), wobei die Bedrohung allerdings nur in der Vorstellung des Betroffenen existiert. Meist sind traumatische Erfahrungen vorausgegangen. Es fehlt an Unterscheidungskraft, Mut und Vertrauen. Ein Weg aus der Panikstörung kann die Bereitschaft sein, sich selbst in der Angst verursachenden Situation nicht zu verurteilen. Zugleich muss der Wille aufgebracht werden, diejenigen, die bisher als Stütze in dieser Situation gedient haben, ohne Bedauern in ihren eigenen Lebensraum zu entlassen. Dafür ist auch die Macht, die der Betroffene durch seine Störung über seine Mitmenschen hat, aufzugeben.

Krankheit begünstigende Glaubenssätze: Ich bin in

meinem Lebensraum eingeschränkt. Ich bin hilflos. Ich fühle mich klein. Ich will weglaufen, kann es aber nicht.

Empfehlung: Nr. 2 Calcium phosphoricum D6: 9 Pastillen und die »heiße 7«

Affirmation: Ich bin in Sicherheit. Ich liebe mich und vertraue mir. Ich trete für mich ein.

Pankreatitis (Bauchspeicheldrüsenentzündung)

Gestörtes Chakra: Solarplexuschakra

Hintergrund: Eine Bauchspeicheldrüsenentzündung (Pankreatitis) kann entweder akut sein oder chronisch verlaufen. Eine chronische Bauchspeicheldrüsenentzündung kann zu einer Unterfunktion der Bauchspeicheldrüse führen (Pankreasinsuffizienz). Die Bauchspeicheldrüse produziert Verdauungsenzyme und verschiedene Hormone, wie das Insulin. Bei einer Pankreasinsuffizienz müssen diese Enzyme und Hormone von außen zugeführt werden.

Ursachen der akuten Bauchspeicheldrüsenentzündung sind unter anderem eine Begleiterkrankung von Infektionen, die durch Viren hervorgerufen wurden (z. B. Coxsackie B, Epstein-Barr-Virus, Masern, Mumps), Medikamente, eine Verletzung des Bauchraums (stumpfes Bauchtrauma) oder Gallenwegssteine.

Organsprache: Die Bauchspeicheldrüse ist ein Regulator für psychosomatische Wechselwirkungen. Je nachdem, wie sie mit anderen Stoffwechselprozessen, Hormonen und Drüsen kommuniziert, kann sie an Prozessen, die sich bei anderen Organen zeigen, beteiligt sein. Die Bauchspeicheldrüse ist durch die Regulation des Insulinspiegels gewissermaßen die Kommandostelle des Flucht- und Angriffssystems. Arbeitet sie optimal, sind wir voller Kraft und fühlen uns handlungsfähig.

Verdrängte Gefühle bewirken einen Energiestau in den Chakren, die wiederum eine Veränderung der Befindlichkeit bewirken. Zum Beispiel ist das Pankreas durch Depressionen leicht irritierbar. Die Aktivität wird gelähmt und der Zuckerspiegel steigt an. Hinter Depressionen ist oft (verdrängte) Wut zu finden. Ärger, Kummer, Unruhe oder Furcht stören die Saftproduktion der Bauchspeicheldrüse. In der Kindheit sind Betroffene häufig hart bestraft (»gezähmt«) worden. Schon früh lernten sie, ihre Wut zu leugnen, um weiteren Bestrafungen zu entgehen. Unter der Wut des Erwachsenen sind Schuldgefühle und Bestrafungsängste aus der Kinderzeit zu finden.

Krankheit begünstigende Glaubenssätze: Ich kaue auf meiner Wut herum und kann sie nicht verdauen. Ich habe Wut im Bauch. Zeige ich Wut, drohen mir weitere Bestrafungen.

Empfehlung: Nr. 3 Ferrum phosphoricum D12: 30 Pastillen, Nr. 10 Natrium sulfuricum D6: 20 Pastillen, Diät halten und Schonkost essen

Affirmation: Ich liebe und akzeptiere mich mit all meinem Misstrauen und meinen Zweifeln. Ich lebe meine Wut offen und gebe mir selbst die Süße meines Lebens.

Prämenstruelles Syndrom

Gestörte Chakren: Sexualchakra, Stirnchakra

Hintergrund: Fast 75 Prozent der Frauen neigen in den Tagen vor Beginn der Periode zu Müdigkeit, Spannen der Brust, Stimmungsschwankungen, Reizbarkeit, depressiver Verstimmung, psychotischen Schüben oder Unterleibskrämpfen. Beeinträchtigen diese Symptome Tagesablauf oder Aktivitäten, dann spricht man von prämenstruellem Syndrom. Typischerweise verschwinden die Beschwerden zu Beginn des nachfolgenden Zyklus. Oft verschlechtern Stress und Überlastung das Befinden.

Organsprache: Die »Tage vor den Tagen« können für Frauen (und ihre Partner) schlimmer sein als die Periode selbst. Nicht alle Frauen leiden unter dem »PMchen«. Auffallend groß unter ihnen ist jedoch die Gruppe derer, die sehr leistungsorientiert erzogen wurden.

Krankheit begünstigende Glaubenssätze: Ich bin gezwungen, »Frau« zu sein. Männer haben es leichter. Ich lasse mich von meinen Empfindungen steuern. Frau sein heißt Schmerz ertragen. Ich lehne das weibliche Rollenbild ab.

Empfehlung: Nr. 2 Calcium phosphoricum D6, Nr. 9 Natrium phosphoricum D6: je 10 Pastillen, Nr. 3 Ferrum phosphoricum D12, Nr. 4 Kalium chloratum D6: je 8 Pastillen, Nr. 5 Kalium phosphoricum D6: 6 Pastillen, die »heiße 7«, Nr. 8 Natrium chloratum D6: 12 Pastillen, Nr. 11 Silicea D12: 7 Pastillen

Affirmation: Ich bin eine kraftvolle, dynamische Frau. Ich übernehme jetzt die volle Verantwortung für mein »Frausein«. Ich liebe und akzeptiere mich.

Prostataprobleme

Gestörtes Chakra: Sexualchakra

Hintergrund: Prostataprobleme können durch eine gutartige Vergrößerung der Vorsteherdrüse (Prostata), auch benigne Prostatahyperplasie genannt, entstehen. Im Gegensatz zum Prostatakrebs (Prostatakarzinom), der vorwiegend in der äußeren Zone der Vorsteherdrüse vorkommt, entwickelt sich die gutartige Vergrößerung überwiegend in der inneren Zone, das heißt in unmittelbarer Nähe zur Harnröhre. Aus diesem Grund kann es hier zu einer ringförmigen Einengung der Harnröhre und damit zu unterschiedlich ausgeprägten Problemen beim Wasserlassen kommen.

Organsprache: Männer mit Prostataproblemen haben Schwierigkeiten, ihre Rolle als Mann zu definieren. Sie sind gefühlvoll, wollen jedoch weder weiche Männer noch Machos sein.

Sie sind oft von starken Frauen aufgezogen worden, die dem damals kleinen Jungen vorgelebt haben, wie gut sie mit Haushalt, Beruf und Kindererziehung ohne Mann zurechtkommen. Solchen Jungen fehlt ein männliches Vorbild.

In einigen Kulturen werden Jungen ab dem sechsten Lebensjahr nur noch von Männern erzogen und leben ohne Mütter in »Männerhäusern«. Sie entwickeln ein genaues Bild von Männlichkeit und erhalten eine klare männliche Prägung.

Bei der Prostatastörung im Alter wurde die Rolle im Leben meist über die Arbeitsfähigkeit definiert. Je näher die Rente bevorsteht, desto mehr nimmt die Arbeitskraft ab und mit ihr unter Umständen der eigene Lebenssinn. Männer, die ihre Rolle rechtzeitig an die Gegebenheiten anpassen, werden kaum Schwierigkeiten mit der Prostata haben.

Krankheit begünstigende Glaubenssätze: Ich kann meinen Mann nicht stehen. Ich weiß nicht, was von mir als Mann erwartet wird. Ich habe Angst vor dem Altern.

Empfehlung: Nr. 1 Calcium fluoratum D12, Nr. 9 Natrium phosphoricum D6, Nr. 11 Silicea D12: je 9 Pastillen, Nr. 4 Kalium chloratum D6: 15 Pastillen, bei Entzündungen zusätzlich Nr. 3 Ferrum phosphoricum D12: 20 Pastillen

Affirmation: Ich lebe meine volle Kraft als Mann. Ich liebe und akzeptiere mich. Ich fühle mich jung.

Reizdarm

Gestörtes Chakra: Wurzelchakra

Hintergrund: Der Reizdarm zeigt sich als funktionelle Störung der Darmpassage ohne klinischen Befund. Häufig geht er mit Völlegefühl, Blähungen und stark variierender Stuhlqualität (Schafskot, Durchfall, Verstopfung) einher.

Organsprache: Der Darm ist im Hinblick auf psychosomatische Erscheinungen besonders anfällig. Menschen mit Reizdarmsymptomatik haben viel Wut im Bauch und unterlagen als Kinder häufig einem außergewöhnlichen Zwang. Sie hatten meist keine Möglichkeit, aus eigenem Antrieb heraus ihre Fähigkeiten zu entdecken, was den Zugang zu ihrem Selbstwertgefühl erschwerte. Aus Widerstand und als Schutz haben sie sich hinderliche Verzögerungstaktiken angewöhnt. Vor vermeintlichen Gegnern flüchten sie sich in Tagträume. Hinter der Wut steht auch hier die Angst, die geforderten Leistungen nicht erbringen zu können.

Krankheit begünstigende Glaubenssätze: Ich habe Wut im Bauch, aber auch Angst, sie zu zeigen.

Empfehlung: Nr. 1 Calcium fluoratum D12: 6 Pastillen, Nr. 2 Calcium phosphoricum D6, Nr. 5 Kalium phosphoricum D6: je 9 Pastillen, die »heiße 7«, Nr. 11 Silicea D12: 14 Pastillen

Affirmation: Ich bestimme über mein Leben. Ich bin mir meiner Einzigartigkeit bewusst und lebe danach. Ich packe die Dinge aus eigenem Antrieb an.

Rheumatismus

Gestörtes Chakra: Halschakra

Hintergrund: Rheumatische Beschwerden, wie z. B. starke, anhaltende Schmerzen, entstehen durch Entzündungen der Gelenke (siehe auch Arthritis), die durch eine Fehlsteuerung des Immunsystems ausgelöst wer-

den. Ohne die frühzeitige, richtige medikamentöse Therapie zerstört die Krankheit die Gelenke. Betroffen sind vor allem die körperfernen Gelenke an Fingern oder Zehen. Die Ursachen von rheumatoider Arthritis liegen bis heute im Dunkeln. Der rheumatische Formenkreis umfasst mehr als 100 Erkrankungen.
Im Volksmund steht der Begriff Rheuma dagegen ganz allgemein für Schmerzen in Knochen und Gelenken. Der Begriff bezeichnet die meist schubweise auftretenden Gelenkentzündungen genauso wie verschleißbedingte Beschwerden (Arthrosen) oder akute Gichtanfälle. Beim rheumatischen Fieber, das vor allem im Kindesalter auftritt, sind die Gelenkschmerzen ebenfalls nur ein Begleitsymptom einer sehr komplexen Immunreaktion.

Organsprache: Patienten, die an Rheuma leiden, wurden in der Kindheit häufig mit Drill erzogen. »Reiß dich zusammen«, »Stell dich nicht so an« waren häufig gehörte Sätze. Die Eltern gaben dem Kind ein starres Ordnungsprinzip bei jeder Lernaufgabe mit. Fehler waren nicht erwünscht. »Aus den Kindern soll etwas werden ...« Man erzog sie zur Steifheit und zur Selbstkontrolle. Dieses Erziehungsmuster wendet der spätere Erwachsene weiter auf sich an. Ständig kontrolliert er sich und treibt sich an. Wut wird weggeschoben. Man hat sich im Griff. Dieses Kontrollverhalten wird auch nach außen gelebt.

Krankheit begünstigende Glaubenssätze: Ich mache mich steif. Ich beuge mich um keinen Preis.

Empfehlung: Nr. 1 Calcium fluoratum D12: 8 Pastillen,

Nr. 3 Ferrum phosphoricum D12: 15 Pastillen, Nr. 6 Kalium sulfuricum D6, Nr. 8 Natrium chloratum D6, Nr. 9 Natrium phosphoricum D6: je 12 Pastillen, Nr. 11 Silicea D12: 16 Pastillen, Nr. 12 Calcium sulfuricum D6: 20 Pastillen

Affirmation: Ich selbst erzeuge die Erlebnisse meines Lebens. Je mehr ich mich und andere annehme und liebe, umso besser wird mein Leben.

Rückenschmerzen

Gestörtes Chakra: Wurzelchakra

Hintergrund: »Seele und Rücken hängen eng zusammen«, behauptet der Göppinger Schmerzspezialist Dr. Gerhard Müller-Schwefe. Innere Konflikte, Niedergeschlagenheit oder unbewältigter Stress führen zu verkrampfter Körperhaltung und Verspannung. Dadurch wird die Muskeldurchblutung gestört, was die Muskeln weiter verhärtet. Oft ist dies der Einstieg in einen Teufelskreis, der in chronische Rückenschmerzen mündet. Nur selten ist eine Bandscheibe schuld.

Organsprache: »Ihm wurde das Rückgrat gebrochen«, »Es tritt ihn einer ins Kreuz« ... Viele dieser Aussagen treffen den Nagel auf den Kopf. Die innere Haltung spiegelt sich in der Muskulatur und später auch in den Knochen wider. Vieles, was für den Rheumatismus gilt, trifft auch auf Rückenschmerzen zu. Als Kind hatte man zu gehorchen, musste sich ducken und sich den strengen Eltern ohne Einsicht in deren Anweisungen fügen. Sind die Rückenschmerzen mehr im unteren Bereich, ist nach Existenzängsten zu forschen. Ist der Nacken betroffen, zieht man den Kopf vor den Erwartungen der Mutter ein. Man fühlt sich ungeliebt, hält die eigene Liebe jedoch zurück.

Krankheit begünstigende Glaubenssätze: Ich muss für alles geradestehen. Ich habe Existenzangst. Wie soll es weitergehen?

Empfehlung: Nr. 2 Calcium phosphoricum D6, Nr. 11 Silicea D12: je 15 Pastillen, Nr. 3 Ferrum phosphoricum D12, Nr. 9 Natrium phosphoricum D6: je 12 Pastillen, die »heiße 7«. Ausgleichsbewegungen (sanftes Yoga, Gymnastik) helfen.

Affirmation: Ich lasse die Vergangenheit los. Ich bin frei, mich mit liebendem Herzen voranzubewegen. Ich vertraue dem Leben, es ist für mich gesorgt.

Schlafstörungen

Gestörtes Chakra: Kronenchakra

Hintergrund: Von Schlaflosigkeit und Schlafbeschwerden kann man sprechen, wenn das alltägliche Leben durch Schlafmangel beeinträchtigt wird. Wenn Sie jedoch den ganzen Tag hindurch normal tätig sein können und sich dabei nicht übermüdet fühlen, ist es ziemlich unerheblich, ob Sie in der Nacht viele oder nur wenige Stunden schlafen. Der Körper meldet sich rechtzeitig und signalisiert sein Schlafbedürfnis. Es sollte also bedacht werden, dass bei allen Menschen zeitweilig

Schlafbeschwerden auftreten können. Stress, Leid und Sorgen sind bekannte Ursachen für Schlafbeschwerden. Ältere Menschen akzeptieren manchmal nur schwer, dass es weder notwendig noch möglich ist, so lange wie früher zu schlafen. Zudem leben sie ruhiger und möglicherweise mit einem täglichen Mittagsschlaf. So ist es ganz natürlich, dass man abends gegen 22 Uhr noch nicht einschlafen kann und womöglich sehr früh morgens wieder aufwacht.

Organsprache: Während der Zeit des Schlafens verschließen wir uns vor der Welt. Nichts redet zu uns, wir brauchen nicht zu denken oder zu antworten. Organische Leiden und Schmerzen können ebenso Schlaflosigkeit verursachen wie psychische Störungen. Der Betroffene kann sich möglicherweise nicht von seinen Alltagssorgen, Ängsten und Befürchtungen lösen und abschalten. Dahinter stehen nicht selten Überlastung bei der Arbeit, Schicksalsschläge oder außergewöhnliche Ereignisse. Dauern die Schlafstörungen bereits längere Zeit an, dann kommt noch die Angst vor dem Nicht-einschlafen-Können hinzu. Einschlafstörungen haben mit Konflikten zu tun, die dem Patienten für gewöhnlich bekannt sind, doch gelingt es ihm nicht, die innere Spannung abzubauen.

Bei Durchschlafstörungen wird der Betroffene durch unbewusste Konflikte aus dem Schlaf gerissen. Träume oder innere Unruhe verhindern das Durchschlafen. Man kommt mit dem eigenen Schatten in Berührung, der sich als Ängste, Aggressionen oder Traurigkeit zeigt. Ein wichtiger Hinweis auf das konkrete Thema kann die Organuhr bieten. Das Wachwerden zwischen ein Uhr und drei Uhr nachts ist ein Hinweis auf das Thema Wut und Trauer, zwischen drei und fünf Uhr bedeutet es ein Kommunikationsproblem mit einer nahe stehenden Person, zwischen fünf und sieben Uhr das Loslassen alter Kindheitserinnerungen und damit verbundener Verletzungen sowie die Aussöhnung mit den Eltern. Besonders das Erwachen im letzten Nachtdrittel kann auch ein Hinweis auf endogene Depressionen sein.

Krankheit begünstigende Glaubenssätze: Ich bin total überlastet. Ich habe Angst, nicht mehr zu erwachen. Ich habe Angst, aus dem Irrgarten meiner verdrängten Gefühle nicht herauszufinden.

Empfehlung: Nr. 2 Calcium phosphoricum D6: 15 Pastillen zusammen mit der »heißen 7« vor dem Einschlafen so heiß wie möglich trinken. Aus der Phytotherapie haben sich hoch dosierter Baldrian (mindestens 1 g pro Tag) und Passionsblumenextrakt bewährt. Bei Durchschlafstörungen sollte man sich für das Erwachen in der Zeit von ein bis drei Uhr Nr. 6 Kalium sulfuricum D6: 15 Pastillen auf das Nachttischchen legen und einnehmen. Für die Zeit zwischen drei und fünf Uhr: Nr. 4 Kalium chloratum D6 und Nr. 11 Silicea D12. Für die Zeit von fünf bis sieben Uhr: Nr. 7 Magnesium phosphoricum D6 und Nr. 8 Natrium chloratum D6: je 15 Pastillen.

Affirmation: Liebevoll lasse ich den Tag hinter mir und gleite in friedlichen Schlaf. Der morgige Tag bringt das zu mir, was meinem nächsten Schritt entspricht. Ich vertraue auf die heilende Kraft des Schlafs.

Schilddrüsenüberfunktion (Hyperthyreose)

Gestörtes Chakra: Halschakra

Hintergrund: Bei einer Überfunktion bildet die Schilddrüse zu viele Hormone (Thyroxin und Trijodthyronin), was wiederum den Stoffwechsel beschleunigt. Der Betroffene leidet in diesem Fall unter Nervosität, Schlaflosigkeit, innerer Unruhe, labiler Gefühlslage (Reizbarkeit, leichte Tränenausbrüche), Zittern der Hände, schnellem regelmäßigem und unregelmäßigem Puls, Hitzewallungen, Wärmeempfindlichkeit und raschem Schwitzen, warmer und feuchter Haut, Gewichtsverlust trotz erhöhten Appetits, Muskelschwäche, Muskelschmerzen und -trägheit, häufigem und weichem bis flüssigem Stuhlgang, gesteigertem Haarausfall sowie Frauen unter Zyklusstörungen.

Organsprache: Patienten mit einer Schilddrüsenüberfunktion stehen ständig unter Spannung, fühlen sich dabei jedoch nicht leistungsfähig. Die akute Überfunktion tritt häufig nach einem intensiven emotionalen Erlebnis oder nach schwierigen Lebenssituationen auf. Die chronische Form der Hyperthyreose zeigt an, dass der Betroffene unter starken psychischen Spannungen steht, die ihre Ursache in nicht verarbeiteten Lebensereignissen haben. Für gewöhnlich haben diese mit dem Vater (oder der dominanten Mutter) zu tun, der in der Familie bestimmte, was nach draußen gesagt werden darf und was nicht. Außerdem stehen Hyperthyreose-Patienten unter starkem Leistungsdruck. Sie wollen immer alles besser machen als andere und fordern von sich Höchstleistungen. Hinter dem fortwährenden Streben nach Höchstleistung steht eine massive Versagensangst. Wer immer beschäftigt ist, braucht nicht zu fühlen, was wirklich in ihm vorgeht.

Die Betroffenen wurden schon früh zu einer Selbstständigkeit gezwungen, für die sie noch nicht reif waren. Konkurrenz, Neid und Eifersucht gegenüber den Geschwistern sind in dieser Patientengruppe oft anzutreffen.

Krankheit begünstigende Glaubenssätze: Ich stehe unter Druck. Ich zweifle an meinem Ausdruck. Ich vertraue mir nicht.

Empfehlung: Nr. 2 Calcium phosphoricum D6: 15 Pastillen, Nr. 7 Magnesium phosphoricum D6, Nr. 15 Kalium jodatum D6: je 12 Pastillen

Affirmation: Ich lasse alte Begrenzungen hinter mir und gestatte mir, mich frei und schöpferisch auszudrücken.

Schuppenflechte (Psoriasis)

Gestörtes Chakra: Solarplexuschakra

Hintergrund: Schuppenflechte oder Psoriasis ist eine gutartige, chronisch verlaufende Entzündungskrankheit der Haut, für die eine Störung der körpereigenen Abwehrzellen verantwortlich ist.

Die Symptome können in so geringem Ausmaß auftreten, dass der Betroffene sie gar nicht wahrnimmt. Sie können aber auch so ausgeprägt sein, dass sie, durch

Behinderungen im Bewegungsapparat, eine schwere Einschränkung der Lebensqualität bedeuten. Die Krankheit hat verschiedene Erscheinungsbilder und tritt in unterschiedlichen Körperregionen auf. Nicht nur die Haut und – extrem selten – Schleimhaut, sondern auch die Gelenke können betroffen sein (Psoriasis-Arthritis).

Neben genetischen Faktoren kommen verschiedene Auslöser infrage, die das erstmalige Auftreten oder weitere Schübe der Krankheit auslösen können. Dazu gehören z. B. Infektionen und lokale Hautverletzungen, Alkoholgenuss, bestimmte Medikamente und eventuell auch Stress.

Organsprache: Schuppenflechte verweist auf Konflikte zwischen Versagen und Erfolg aufgrund familiärer Konstellationen, die den Betroffenen dazu zwingen, sich auf dem Umweg über Leistung Zuwendung zu holen. Oder aber sie bringt die Angst zum Ausdruck, den selbst gestellten Erwartungen nicht zu entsprechen.

Betroffene erfahren gerade in Prüfungssituationen häufig einen Schub. Meist versuchen sie, sich in eine Norm zu pressen, die ihnen nicht entspricht. Wird der Druck reduziert und werden Erwartungen heruntergeschraubt, verbessert sich meistens auch die Haut.

Ein weiterer Aspekt der Psoriasis ist der Leistungsdruck im Bereich der Sexualität. Betroffene wollen eine Leistung erbringen, die sie sich nicht zutrauen. Sie sehnen sich nach Berührung, fürchten sich jedoch gleichzeitig davor. Viele von ihnen sind der Meinung, es handle sich um eine Allergie, die nur medikamentös zu behandeln sei. Durch diese Einstellung verschließen sie sich vor anderen therapeutischen Ansätzen.

Krankheit begünstigende Glaubenssätze: Ich möchte aus der Haut fahren. Ich habe Angst, verletzt zu werden. Es fällt mir schwer, die Verantwortung für die eigenen Empfindungen zu übernehmen.

Empfehlung: Nr. 6 Kalium sulfuricum D6: 25 Pastillen, Nr. 7 Magnesium phosphoricum D6: 7 Pastillen, Nr. 9 Natrium phosphoricum D6, Nr. 10 Natrium sulfuricum D6: je 18 Pastillen, Nr. 11 Silicea D12: 12 Pastillen

Affirmation: Ich liebe und akzeptiere mich. Ich verdiene und akzeptiere das Allerbeste in meinem Leben. Ich bin offen für die Freuden des Lebens.

Skoliose

Gestörtes Chakra: Wurzelchakra

Hintergrund: Unter Skoliose ist eine seitliche Verbiegung und Verdrehung der Wirbelsäule zu verstehen. In der Folge verspannt sich die Muskulatur, da sie versucht, die Wirbelsäule stabil zu halten. Meist ist die Skoliose eine Folge von einseitigen Belastungen.

Organsprache: Die Wirbelsäule ist der Bereich, an dem sich blockierte Energien, Gefühle oder unterdrückte Handlungsfreiheit am ehesten in Form von Schmerzen zeigen. Sie wird zur Deponie für nicht gelebte Gefühle und ungelöste Konflikte. Zeigt sich die Skoliose bereits im Kindesalter, deutet die Beugung der Brustwirbelsäule an, welchem Elternteil ausgewichen wird, wem gegenüber das Kind eine unterwürfige Haltung einnimmt. Zeigt die Biegung nach links (Herzseite des Patienten), wird dem Vater ausgewichen und die Mutter als Schutz empfunden. Zeigt sie nach rechts, wird beim Vater Sicherheit gesucht.

Krankheit begünstigende Glaubenssätze: Ich bin unterwürfig, weil ich Angst habe, meine wahren Gefühle zu zeigen. Ich stehe nicht zu meinen Überzeugungen. Ich vertraue dem Leben nicht.

Empfehlung: Nr. 1 Calcium fluoratum D12: 15 Pastillen, Nr. 11 Silicea D12: 30 Pastillen – beide auch als Salbe einsetzen –, Krankengymnastik und Massagen zur Muskellockerung und -stärkung

Affirmation: Ich vertraue dem Prozess des Lebens und lasse alle Ängste los. Ich stehe gerade und aufrecht in der Kraft der Liebe.

Stimmstörung/Stimmverlust

Gestörtes Chakra: Halschakra

Hintergrund: Stimmbandpolypen, Kehldeckelentzündung und Kehlkopfkrebs sind Beispiele für die Verursacher einer Stimmstörung, bei der die Stimmbänder ihre Elastizität verloren haben.

Organsprache: Die Stimme ist der Ausdruck unserer Stimmung. Eine monotone Stimme kann ein Hinweis auf Depressionen sein, eine leise Stimme auf mangelnde Lebensenergie schließen lassen. Die Stimme ist mit der Persönlichkeit und der momentanen Situation eng verknüpft. Wem es die Stimme verschlägt, der hat Angst, seine Rache- und Hassgedanken tatsächlich zu äußern. Der Hals wird dicht gemacht, bevor die Außenwelt mitbekommen kann, wie es im Inneren aussieht. Tritt der Stimmverlust nach Situationen auf, die man genossen hat (z. B. einen Seitensprung oder einen Urlaub ganz für sich allein), äußern sich so die Schuldgefühle. So kann man dem anderen die tatsächlichen Gefühle vorenthalten, bis man sich emotional wieder sortiert hat und klar darüber denkt. Frauen sind im Allgemeinen häufiger betroffen als Männer.

Krankheit begünstigende Glaubenssätze: Es verschlägt mir die Sprache. Ich will mich dazu nicht äußern.

Empfehlung: Nr. 3 Ferrum phosphoricum D12: 9 Pastillen, Nr. 4 Kalium chloratum D6: 15 Pastillen, Nr. 15 Kalium jodatum D6: 7 Pastillen

Affirmation: Ich bin frei, um das zu erbitten, was ich will. Es ist gut, sich zu äußern. Ich teile mich der Welt mit.

Übergewicht (Adipositas)

Gestörte Chakren: Sexualchakra, Solarplexuschakra

Hintergrund: Übergewicht und Fettleibigkeit sind in unserer Gesellschaft sehr weit verbreitet. Durch falsche Ernährung und zu wenig Bewegung werden Fettzellen aufgebaut. Es kommt zu einer übermäßigen Vermehrung der Fettzellen nicht nur unter der Haut, sondern auch an den Organen. Folgeerkrankungen und eine geringere Lebenserwartung sind die Konsequenzen.

Das Maß für Übergewicht ist der Körper-Massen-Index (Body-Mass-Index, BMI). Er wird berechnet, indem man das Gewicht durch das Quadrat der Körpergröße in Metern teilt (kg/m^2). Ab einem Wert von BMI 25 spricht man von Übergewicht, ein Wert über 30 verweist auf Adipositas.

Organsprache: Frust, Abwehr, Langeweile oder Überforderung sind die häufigsten Gründe für eine erhöhte Nahrungsaufnahme. Bei Fettleibigen ist der Verlust eines geliebten Menschen, beispielsweise durch Tod, Umzug oder Scheidung, auffallend häufig zu finden. Um ihren Kummer, der bis zur Depression reichen kann, zu kaschieren, erscheinen Übergewichtige nach außen häufig fröhlich. Da sie sich über die Nahrung Zuwendung und Geborgenheit zukommen lassen, tritt der Kummer erst dann deutlicher zutage, wenn sie »abspecken«. Das Essen ist bei Fettleibigen als »Droge« zu sehen, denn es beruhigt vorübergehend.

Fettleibigkeit kann auch ein Ausdruck von Lebensgier sein, die ständig nach Aufmerksamkeit schreit. »Ich will Zuwendung, ich will gestreichelt werden.« Viele adipöse Patienten wurden als Kinder, wenn sie ihre Wünsche artikulierten, mit Nahrung ruhig gestellt.

Krankheit begünstigende Glaubenssätze: Ich brauche Abstand. Ich lasse niemanden an mich heran. Ich nehme mir meinen Raum. In mir steckt tiefer Kummer, warum hilft mir keiner?

Empfehlung: Nr. 8 Natrium chloratum D6, Nr. 9 Natrium phosphoricum D6, Nr. 10 Natrium sulfuricum D6, Nr. 11 Silicea D12: je 12 Pastillen, Nr. 26 Selen D6: 7 Pastillen, Nr. 27 Kalium bichromicum D6: 7 Pastillen. Zusätzlich 35 ml/kg Körpergewicht stilles Wasser trinken, nur drei Mahlzeiten pro Tag, überwiegend kohlenhydratfreie Ernährung.

Affirmation: Ich vergebe anderen. Ich bin sicher und geborgen. Ich stehe unter dem Schutz göttlicher Liebe. Ich nehme mein Leben voll verantwortlich in die eigene Hand.

Verstopfung (Obstipation)

Gestörtes Chakra: Wurzelchakra

Hintergrund: Von Obstipation spricht man bei einer seltenen oder erschwerten Stuhlentleerung. Bei täglich einmaliger Entleerung spricht man von normaler Stuhlfrequenz. Seltener als dreimal pro Woche wird als Verstopfung bezeichnet. Oft ist ein Mangel an Flüssigkeit und Bewegung die körperliche Ursache.

Organsprache: Wer unter Verstopfung leidet, neigt dazu, an der Vergangenheit festzuhalten. Für den ungehinderten Lebensfluss ist es jedoch notwendig, alte, überholte und bereits »stinkende« Emotionen loszulassen. Alte Glaubensmuster oder Vorstellungen davon, wie die Welt zu sein hat, müssen aufgegeben werden. Auch spielt Geiz sich selbst gegenüber eine Rolle. Manche Patienten gönnen sich nicht einmal die Zeit, in Ruhe zur Toilette zu gehen oder ausreichend Wasser zu trinken, um sich des Ballastes zu entledigen.

Krankheit begünstigende Glaubenssätze: Ich kann und

will nichts hergeben. Ich bin zu häufig enttäuscht worden.

Empfehlung: Mindestens 35 ml/kg Körpergewicht stilles Wasser trinken und sich Bewegung verschaffen. Nr. 1 Calcium fluoratum D12: 6 Pastillen, Nr. 7 Magnesium phosphoricum D6: 15 Pastillen, Nr. 8 Natrium chloratum D6: 12 Pastillen, Nr. 11 Silicea D12: 9 Pastillen, Nr. 15 Kalium jodatum D6: 15 Pastillen

Affirmation: Überholte Dinge lasse ich mit Leichtigkeit los. Ich gönne mir ein freies und unbeschwertes Leben. Indem ich Altes loslasse, schaffe ich Platz für Neues und Vitales.

Weitsichtigkeit

Gestörtes Chakra: Solarplexuschakra

Hintergrund: Bei Weitsichtigen reicht die Brechkraft von Augenlinse und Hornhaut nicht aus, um ein scharfes Nahbild auf die Netzhaut zu werfen. Der Strahlenmuskel ist ständig angespannt, um die Wölbung der Augenlinse zu verstärken. So erhöht sich zwar die Brechkraft der Linse, aber der Effekt reicht nur für scharfe Bilder von entfernten Objekten. Die Augen ermüden schnell, und auf Dauer provoziert die Überanstrengung Augen- und Kopfschmerzen, Augenbrennen und sogar Bindehautentzündungen.

Organsprache: Am liebsten lassen Weitsichtige ihren Blick in die Ferne schweifen, dort erscheint alles klar und scharf. Aus nächster Nähe verlieren Gesichter,

Gegenstände, Bilder und Buchstaben ihre Konturen. Sie haben Schwierigkeiten, ihre eigenen Belange klar wahrzunehmen. Bei anderen sehen sie alles deutlich.

Krankheit begünstigende Glaubenssätze: Ich habe keine Probleme. Ich weiß, was für andere gut ist. Ich habe Angst vor der Gegenwart.

Empfehlung: Nr. 1 Calcium fluoratum D12, Nr. 4 Kalium chloratum D6: je 5 Pastillen, Nr. 12 Calcium sulfuricum D6: Kur

Affirmation: Ich vertraue und lebe ganz im Hier und Jetzt. Ich schau mich an.

Zuckerkrankheit (Diabetes mellitus)

Gestörtes Chakra: Solarplexuschakra

Hintergrund: Die Zuckerkrankheit oder richtiger Diabetes ist eine Stoffwechselerkrankung, die zu erhöhten Blutzuckerwerten führt. Man unterscheidet:

Typ-1-Diabetes entsteht durch einen Mangel an dem Hormon Insulin. Körpereigene Abwehrstoffe (Antikörper) zerstören die Insulin produzierenden Zellen der Bauchspeicheldrüse. Dies ist der klassische Insulinmangeldiabetes, der meist schon im Kindes- oder Jugendalter beginnt.

Typ-2-Diabetes entsteht zum einen durch eine verminderte Empfindlichkeit der Körperzellen für Insulin (Insulinresistenz). Zum anderen führt eine jahrelange Überproduktion von Insulin zu einer »Erschöpfung« der Insulin produzierenden Zellen. Typ-2-Diabetes wird auch als Altersdiabetes bezeichnet, da er meist erst im Erwachsenenalter auftritt. Heute findet man den Altersdiabetes aber auch bei stark übergewichtigen Jugendlichen.

Beide Diabetesformen können familiär gehäuft vorkommen, insbesondere Typ-2-Diabetes. Seltenere Formen sind sekundärer Diabetes (durch andere Erkrankungen verursacht), Schwangerschaftsdiabetes und LADA-Diabetes (Latent Autoimmune Diabetes of Adults). Betroffene sind vor allem Personen über 25 Jahre. LADA weist alle Merkmale eines Typ-1-Diabetes auf, ist jedoch über Jahre mit Diäten oder Medikamenten zu behandeln. Im Blut sind Antikörper nachweisbar, welche die Insulin produzierenden Zellen der Bauchspeicheldrüse zerstören.

Organsprache: Nach außen zeigen sich Zuckerkranke häufig aufgeschlossen und fröhlich. Nicht selten stehen sie im Mittelpunkt. Das dient jedoch nur der Verdrängung und Abschiebung von Problemen oder dem Gefühl, nicht gesehen bzw. anerkannt zu werden. Häufig bezieht sich dieses Gefühl des Betroffenen auf eine bestimmte Person. Der Diabetiker kann mit der »Süße« im Leben nicht umgehen. Typ-2-Diabetes tritt häufig bei Menschen auf, die einen sehr autoritären und ungerechten Vater hatten und den Ausgleich in der Sanftheit und »Süße« der Mutter fanden.

Der Diabetiker ist ein oraler Genießer. Über das Essen gibt er sich selbst Zuwendung, die er von außen vermisst. Die Ursache der Störung liegt oft im Säuglingsalter. Es ist auffällig, dass es bei den Betroffenen sehr häufig zu Zuwendungsstörungen zwischen Mutter und Kind im Säuglingsalter kam. Der Hunger nach Nähe wurde nicht befriedigt, das Urvertrauen konnte nicht gebildet werden. Verlustängste spielen aus dieser Erfahrung heraus ebenfalls eine wichtige Rolle.

Starke psychische Schocks, die einen Menschen mit der Vernichtung von Sicherheiten (Besitz, Partnerschaften, Geldanlagen) konfrontieren, können ebenfalls die Ursache für Diabetes sein.

Die Neigung zu Unterzuckerung (Hypoglykämie) zeigt an, dass der Betroffene nicht in der Lage ist, die sanfte Seite des Lebens anzunehmen. Häufig findet man Unterzuckerung bei Kindern, die nicht erwünscht waren und deren Vater »abwesend« war. Die Mutter konnte das Kind nicht (emotional) nähren, die angebotene Nahrung wurde abgelehnt.

Krankheit begünstigende Glaubenssätze: Dem Leben fehlt es an Süße. Ich trauere dem nach, was hätte gewesen sein können. Es fehlt mir an Liebe. Ich habe Hunger nach Liebe. Ich möchte etwas darstellen. Ich möchte Macht und Kontrolle über das Leben.

Empfehlung: Nr. 6 Kalium sulfuricum D6: 15 Pastillen, Nr. 10 Natrium sulfuricum D6: 20 Pastillen, Nr. 21 Zincum chloratum D6, Nr. 26 Selen D6: je 12 Pastillen

Affirmation: In jedem Augenblick erfahre ich die Süße des Lebens. Dieser Augenblick meines Lebens ist mit Freude erfüllt.

Anhang

Chakrenmeditation

Sorgen Sie für ungestörte Ruhe in Ihrem Umfeld. Setzen Sie sich entspannt hin. Die Handflächen sind nach oben geöffnet, die Augen geschlossen, die Füße haben guten Kontakt zum Boden.

Füllen Sie sich nun in Gedanken mit weißem Licht auf. Lassen Sie es durch das Kronenchakra durch den Körper hinein- und über das Wurzelchakra wieder aus dem Körper hinausfließen.

Nehmen Sie nun Kontakt mit Ihrem Wurzelchakra auf. Von den Hüften über die Knie bis zu den Füßen beobachten Sie ohne Wertung, was sich Ihnen zeigt. Anschließend harmonisieren Sie es mit rotem Licht.

Sehen Sie sich an, auf welchem Boden Sie stehen. Wenn nötig, verwurzeln Sie sich neu in sicherem und fruchtbarem Boden. Beobachten Sie Ihre Verbindung zur Erde, die gleichzeitig auch die Erfahrung mit Ihrer Mutter repräsentiert. Stellen Sie sich anschließend vor, dass sich auch das Wurzelchakra mit roter Farbe füllt. Wandern Sie in Gedanken zurück über die Knie zur Hüfte und spüren noch einmal, ob Ihre Wurzeln weiterhin rot sind.

Nehmen Sie nun Kontakt zu Ihrem Sexualchakra auf. Legen Sie Ihre Hand darauf, um sich den Kontakt zu erleichtern. Nehmen Sie die Schwingung der Farbenergie ohne Wertung wahr und harmonisieren Sie das Chakra anschließend mit Orange.

Gehen Sie mit Ihrer Aufmerksamkeit nun weiter zum Solarplexuschakra. Legen Sie die Hand darauf, um sich den Kontakt zu erleichtern. Nehmen Sie die Schwingung der Farbenergie ohne Wertung wahr und harmonisieren Sie das Chakra anschließend mit Gelb.

Spüren Sie nun in Ihr Herzchakra hinein und visualisieren Sie eine Brücke zwischen dem Solarplexus- und dem Herzchakra. Legen Sie die Hand darauf, um sich den Kontakt zu erleichtern. Nehmen Sie die Schwingung der Farbenergie ohne Wertung wahr und harmonisieren Sie das Chakra anschließend mit weißem Licht.

Gehen Sie nun in Kontakt mit Ihrem Herzchakra. Nehmen Sie die Schwingung der Farbenergie ohne Wertung wahr und harmonisieren Sie das Chakra anschließend mit Grün.

Konzentrieren Sie sich auf das Halschakra. Nehmen Sie die Schwingung der Farbenergie ohne Wertung wahr und harmonisieren Sie das Chakra anschließend mit Hellblau.

Lassen Sie gedanklich universelle Energie über Ihren linken, nehmenden Arm hineinfließen und über das Halschakra und den rechten, gebenden Arm wieder hinausströmen. Es ergibt sich dadurch ein Kreislauf.

Nehmen Sie Kontakt mit dem Stirnchakra auf. Nehmen Sie die Schwingung der Farbenergie ohne Wertung wahr und harmonisieren Sie das Chakra anschließend mit Dunkelblau.

Stellen Sie nun Kontakt mit dem Kronenchakra her und öffnen Sie es. Nehmen Sie die Schwingung der Farbenergie ohne Wertung wahr und harmonisieren Sie das Chakra anschließend mit Violett.
Gehen Sie nun noch einmal kurz von unten nach oben zu allen Chakren und prüfen Sie, ob noch immer die richtigen Farbschwingungen darin präsent sind. Gibt es Abweichungen, dann korrigieren Sie diese.
Lassen Sie nun zum Abschluss weißes Licht vom Kronenchakra aus über Ihren Körper fließen, um noch alle Unebenheiten zu reinigen und in Fluss zu bringen.
Kommen Sie sanft »zurück«, bedanken Sie sich beim Universum für die Unterstützung und öffnen Sie die Augen.

Danksagung

An dieser Stelle möchte ich all den hilfreichen Wesen, ohne die dieses Buch sicher nicht in dieser Form entstanden wäre, meine tiefe Dankbarkeit ausdrücken.

Herzlichen Dank an Elke Fischer, die mich mit wesentlichen Informationen zum Thema Chakren unterstützt hat, ebenso meiner Beraterin unter anderem für medizinische Angelegenheiten, Eva Krause, die das Buch auf seine sachlich richtige Form geprüft hat.

Herzlichen Dank an meinen Lebenspartner Manfred, der mir den Rücken freigehalten, mich in der Zeit des Schreibens ertragen und unterstützt hat und mir, obwohl er unter Termindruck stand, durch seinen Einsatz bei den Korrekturen und durch seine kritischen Fragen sehr geholfen hat, dieses Buch zu schreiben und die Informationen darin zu präzisieren.

Danke auch an all die Freunde und Teilnehmer meiner Seminare, die mich ermutigten, ein Buch zu diesem Thema zu schreiben.

Autorin

Vistara H. Haiduk wurde 1960 in Berlin geboren. Als technische Assistentin in der Medizin kam sie aus Berlin zunächst nach Essen. Dort begann sie als Lebens- und Gesundheitsberaterin bereits mit Schüßlersalzen und Reiki zu arbeiten. 1996 legte Vistara H. Haiduk die Prüfung als Heilpraktikerin ab und praktiziert seither in eigener Praxis. Seit 2004 lebt und arbeitet sie in Oberstenfeld (bei Ludwigsburg). Schwerpunktthemen in der Praxis sind neben den unterrichteten Gebieten Ernährungsberatung, manuelle Therapien, psychotherapeutische und spirituelle Lebenshilfe sowie schamanisches Arbeiten.
Darüber hinaus unterrichtet Vistara H. Haiduk seit 1995 freiberuflich die Themen Schüßlers Lebenssalze, Irisdiagnose, Patho- und Physiognomie sowie entschlüsselte Organsprache für verschiedene Heilpraktikerschulen und für Firmen.
1999 erschien ihr erstes Buch *Gesund durch Schüßlersalze* im Knaur Verlag. Es wurde 2004 vollständig überarbeitet und erweitert. 2005 folgten *Gesund und schlank durch Schüßlersalze* und *Schüßlersalze in der Schwangerschaft*, beide Lüchow Verlag. 2006 erschienen *Schüßlersalze als Programm* (PC-Programm zum Buch *Gesund durch Schüßlersalze*) sowie eine Neuauflage des Antlitzdiagnose-Posters im Farbdruck. Beides kann über die Internetseite www.vistarahaiduk.com erworben werden (gegen Vorkasse).
Die Autorin hält Vorträge und gibt Seminare im In- und

Ausland zu den Themen: Schüßlers Lebenssalze/Antlitzdiagnose, entschlüsselte Organsprache, Holistische Iridologie und Physiognomie nach Carl Huter. Alle Seminare sind sowohl für Laien als auch für Fachleute geeignet.

Informationen über die Seminarangebote finden Sie im Internet unter www.vistarahaiduk.com und bei der Autorin direkt: Vistara H. Haiduk, Eichhäldenstraße 46, 71720 Oberstenfeld (bitte einen mit 1,45 € frankierten und an Sie selbst adressierten A5-Rückumschlag beilegen). Sollten Sie Interesse haben, ein Seminar für Vistara Haiduk zu organisieren, setzen Sie sich bitte unter haiduk@gmx.de mit der Autorin in Verbindung.

Beim Kauf von Schüßlersalzen zu beachten

Biochemische Mittel, die nach den Vorgaben von Dr. med. W. H. Schüßler hergestellt werden, sind in der Apotheke erhältlich. Es sind hochwertige Arzneimittel, die gemäß den strengen Richtlinien des HAB (Homöopathisches Arzneibuch) potenziert werden. Zu erkennen sind sie an den Bezeichnungen »Homöopathisches Arzneimittel« oder auch »Biochemisches Funktionsmittel nach Dr. Schüßler« und den Angaben »D6« bzw. »D12«.
Biochemie Pflüger und Biochemie Pflüger flüssig erfüllen diese Anforderungen. Um eventuelle allergische Reaktionen zu vermeiden, werden sie glutenfrei hergestellt. Fragen Sie Ihren Apotheker nach Biochemie von Pflüger.

Buchempfehlungen

Haiduk, Vistara H., *Gesund durch Schüßlersalze*, Knaur 2004

Haiduk, Vistara H., *Gesund und schlank durch Schüßlersalze*, Lüchow 2005

Haiduk, Vistara H., *Schüßlersalze in der Schwangerschaft*, Lüchow 2005

Rieger, Dr., Berndt, *Psychologische Schüßler-Salz-Therapie*, Jungjohannverlag 2006

Kössner, Christa, *Meine Krankheit spiegelt mich*, Ennstaler 2002

Bourbeau, Lisa, *Dein Körper sagt »liebe dich!«*, Windpferd 2000

Odoul, Michael, *Sage mir woran du leidest und ich sage dir warum*, J. Kamphausen 2001

Heinl, Hildegard und Peter, *Körperschmerz – Seelenschmerz. Psychosomatik des Bewegungssystems*, Kösel 2004

Feichtinger/Niedan, *Psychosomatik und Biochemie nach Dr. Schüßler*, Haug 2003

Feichtinger/Niedan, *Schüßler für Körper und Seele*, Haug 2004

Martel Jacques, *Mein Körper, Barometer der Seele*, VAK 2003

Dahlke, Rüdiger, *Krankheit als Sprache der Seele*, Bertelsmann 1992

Krishnamurti, *Die Wahrheit ist ein pfadloses Land*, Droemer Knaur 2001

Fischer, Elke, *Chakra Meditation* (CD), Eigenverlag

Bezugsadressen

www.chakra-fischer.de
www.cidee.net
www.schuessler-salze.de
www.vistarahaiduk.com

Register

A
Aberglaube 49
Abhängigkeit 129, 131
Abneigung gegen
- Fleisch 92
- Milch 92
Absonderungen, gelb rahmige 115
Abwehr 286
Abwesenheit, geistige 124
Achselschweiß, stinkender 126
Adern, schwärzlich hervortretende 95
Adipositas *siehe* Übergewicht
Aggressivität 42, 51, 85, 114, 129, 138
- bei Hunger 96
Agoraphobie 268
Aids 45
Akne 116, 136 f., 159 f.
Albträume 43, 110
Alkohol 118, 230, 241, 282
Allergien 44, 87, 159 f., 199 f., 261
Allergieneigung 143
Altersdiabetes 290
Alterung, schnelle 155
Alzheimer-Erkrankung 51, 188
Anämie 91, 112, 144
Andere-in-Grund-und-Boden Reden 47
Anerkennung, Suche nach 43
Angina Pectoris 184
Angst 38, 84, 179, 199, 216, 264, 267
–, etwas nicht zu wissen 194
–, etwas zu versäumen 194
–, physische 159
–, unbegründete 80
–, unklare 156
–, verdrängte unbewusste 235
- vor Ablehnung 215
- vor Autorität 43
- vor Beurteilung und Abweisung 47
- vor Elend 154
- vor Eltern 178
- vor Elternschaft 178
- vor Emotionen 205
- vor Gefahren 147
- vor Gefühlen 203
- vor Individualitäts-/Identitätsverlust 149
- vor Intimität 205
- vor eigener Intuition 49
- vor Isolation 47

– vor Kastration 231
– vor Katastrophen 154
– vor Krankheiten 154, 178
– vor dem Leben 197
– vor Leistungsschwäche 194
– vor öffentlichen Plätzen 268
– vor Partnerschaft 178
– vor Sexualität 205
– vor Stille 47
– vor Tod 178, 243, 267
– vor Unglück 147
– vor Veränderung 178
– vor Verlust 41 f., 79
– vor Versagen 215, 225
Ängstlichkeit 89, 124
Anpassungsbereitschaft, zu große 43
Anpassungsschwierigkeiten 80
Appetitlosigkeit 42
Ärger 244, 246, 270
Argwohn 154
Arme, Erkrankungen mit Auswirkung auf 48
–, schwere 102
Arterienstörungen 185
Arterienverkalkung 126
Arteriosklerose 82, 203
Arthritis 130, 200 ff., 234, 274
Arthrose 82, 202, 234, 275
Asthma 45, 108, 159 f., 199, 204, 261
–, nervöses 136
Aszites (Wassersucht) 42
Atem, fauliger 157
Atemnot 204
Atemstörung 51
Atemsystemstörung 174
Atemwegsinfektion 209
Aufgedunsenheit 111
Aufstoßen, saures 92, 116
Augäpfel, tief in den Augenhöhlen liegende 125
Augen mit blauen Ringen 157
–, ermüdete 288
–, gerötete 160
–, Herzkäppchen an den 155
–, trockene 111
–, tränende 111, 199
–, schleimiger Glanz um 111
–, wasserblaue 157
Augenbrennen 288
Augeninnendruck, erhöhter 219
Augenlinse, getrübte 218
Augenschmerzen 288
Ausscheidungen, brennende/ätzende 112
–, honiggelbe 104
Aussprache, feuchte 111
Autorität, Angst vor 43
–, Probleme mit 50
–, Suche nach 147

B
Bandscheibenschäden 112
Bandscheibenvorfall 39
Bartekzeme 160
Bauchraumverletzung 269
Bauchschmerzen 24, 251
Bauchspeicheldrüsenentzündung 44, 194, 269 f.
Bauchtrauma, stumpfes 269
Bedürfnisse, Unterdrückung natürlicher 42
Beine, Durchblutungsstörungen der 39
–, geschwollene 121, 126
–, matte 121
–, Nervenschmerzen in den 232
–, schwere 102, 121
–, unruhige 152
–, Wasseransammlungen 112
Belastbarkeit, schlechte 124
Belastung, schwere nervliche 140 f.
Besorgnis, ständige 133
Bettnässen 41 f.
Beweglichkeit, Mangel an 74
Bewegung, Abneigung gegen 156
Bewegungen, stereotype 154
Bewegungsarmut/-verlangsamung 253
Bewegungsdrang, starker 264
Bewegungsmangel 207, 229
Bewusstlosigkeit 39
Bindehautentzündung 288
Bitterkeit 202
Blähungen 108, 121, 134, 198, 273
Blähungskolik 150
Blase, Absenkung der 126
Blasenentzündung 181, 204
Blasenerkrankung 39, 130
Blasenschwäche 151
Blut, dunkelrotes 91
–, schwärzlich dickflüssiges 92
Blutarmut (Anämie) 91, 112, 144
Blutdruck, erhöhter 82, 108, 112, 185, 206 ff., 217
–, niedriger 100, 185, 208
Blutdruckunregelmäßigkeiten 45
Bluterguss 126
Bluterkrankungen 39
Blutfettwerte, hohe 207, 217
Blutung 91
Blutungen, starke 257
Blutvergiftung 100
Brechreiz 236, 249
Bronchialkrebs 45
Bronchitiden 45
Bronchitis 159 f., 175, 209
Brust, Spannen der 271
Brustkorberkrankungen 45
Brustkrebs 45
Burn-out-Syndrom 188

C
Choleriker 114
Cholesterinspiegel, erhöhter 229
Colitis ulcerosa 44
Cortisongaben, Schädigung durch 141
Couperose 96
Coxsackie B 269

D
Darm, Pilzbefall 104
Darmerkrankungen 39
Darmkolik 148, 150
Demenz 51, 188
Denken, langsames 103
–, orientiert an herrschenden Meinungen 49
Depression 42, 49 f., 119, 211 ff., 236, 250, 254, 270, 286
–, religiöse 135
Depressive Verstimmung 38, 42
Dermatitis, atopische 261
Dermatosen 182
Desinteresse am weltlichen Dasein 50
Diabetes 122, 194, 207, 230
Diabetes insipidus 49
Diabetes mellitus 44, 217, 289 ff.
Diarrhoe *siehe* Durchfall
Dickdarmstörungen 197
Divertikulitis 213 f.
Doppelkinn 115
Drehschwindel 252
Drogen 230
Drüsen, angeschwollene 93
–, entzündete 96
–, verhärtete 82
Dünndarmstörungen 196
Durchfall 39, 93, 121, 134, 150, 196, 214 f., 251, 272
Durchschlafstörungen 85, 278
Durchsetzungskraft, fehlende 89
Durchsetzungsvermögen, Mangel an 110
Durst bei Verdauungsbeschwerden 137
–, starker 146
Durst, zu viel/wenig 112
Durstgefühl, fehlendes 105
Dysmenorrhoe 248

E
Egoismus, starker 235
Ehrgeiz 119, 144
Eifer, übertriebener 80
Eifersucht 42 f., 192, 281
Eigensinn 80, 106
Einbildung von Verschwörungen 135
Einsamkeit 45
Einschlafstörungen 85, 278

Eiter 126, 130
Eiweißallergie 87
Ekel 128
Ekzem 137, 159 f., 182, 261
Endometriose 42, 51
End-Täuschung 128
Energie, blockierte 42
Entscheidungsschwäche 50
Enttäuschung 128, 264
Entzündung 44, 90, 137
–, chronische 157 f.
Epilepsie 49
Epstein-Barr-Virus 269
Erektionsstörung 230
Erkältung 109, 209
Erkrankungen, chronische 51, 82, 104, 210
–, lebensbedrohende 51
–, stoffwechselbedingte 157
Ermüdbarkeit, rasche 86
Erregbarkeit 85, 138
Erröten 105, 107
Erschöpfung 114, 140 f., 144 ff., 150, 254
– mit Blutarmut/Gewichtsverlust 134
–, geistige 50
– durch geistige Arbeit 112
–, psychische 135
Essstörungen 43
Existenzangst 79

F

Fallträume 103
Feindseligkeit 45
Fersenbeinsporn 39
Fersensporn 82
Fettbacken 115
Fettleibigkeit 114 f., 285 f.
Fettsucht 42
Feuchtigkeitsunverträglichkeit 104
Fieber 90 f., 100, 172, 236
–, rheumatisches 275
Fieberbäckchen, hellrote 90
Fieberbläschen 121
Finger, geschwollene 126
Fingerkuppen, rissige Haut an 82
Fistelbildung 130
Fließschnupfen 112
Flüssigkeitshaushalt, Störungen im 42
Flüssigkeitsmangel 208
Fortpflanzungsapparat, Störungen im 177
Freudlosigkeit 41
Frigidität 42
Frustration 225, 254, 286
Furcht 106, 270
Furunkel 126
Füße, eingeschlafene 159
–, juckende 112
–, ständig kalte 112
–, Veränderungen der 82

Fußpilz 104
Fußschweiß, stinkender 126

G
Galleablassstörungen 121
Gallenblasenleiden 44
Gallenkolik 148
Gallenprobleme 195
Gallensteine 44, 215 f., 269
Gang, taumelnder 144
Gebärmutter, Absenkung der 126
Gedächtnisschwäche 98, 124
Gedächtnisverlust 135
Gedanken/Gefühle/Bedürfnisse werden nicht frei geäußert 47
Gedankenflucht 49
Gefühllosigkeit 42
Gefühlsäußerung, Unfähigkeit zur 42, 51
Gefühlskälte 43, 45
Gehirn, sklerotische Prozesse im 51
–, Störungen am 187 f.
–, Tumore aller Art 51
Gehirnhautentzündung 51
Geisteskrankheiten 51
Gelbsucht 121
Gelenkerkrankungen 39
Gelenkgeräusche 112
Gelenkrheuma 112
Gelenkschmerzen *siehe* Rheumatismus, Arthritis, Arthrose, Gicht
Gelenkschwellungen, rheumatische 139
Gelenksmobilität, übermäßige 82
Geltungsdrang 45, 47, 142
Gemütsverhärtung 79
Gereiztheit 43, 98
Gerstenkorn 126
Geruchsverlust 112
Geschlechtsorgane, Erkrankung der inneren 42
–, mangelnde Reifung der 153
–, Mykosen bei äußeren 39
Geschmack, bitterer, nach Wassergenuss 87
Geschmacklosigkeit 42
Geschmacksverlust 112
Geschwüre 196
Gesicht, Glasurglanz im 125
–, Grauschleier im 99
–, Schwellungen im 111, 120
Gesichtsäderchen 96
Gesichtsfarbe, bläulich rote 81, 120
–, bläulich weiße 94
–, gräulich braune 129
–, hektische Flecken 107

–, Schmetterlingsröte 120, 152
–, schmutzig graue 129
–, wachsweiße 86
–, zitronengelbe/grünliche Blässe 120
Gewalttätigkeit 90
Gewebezerfall 39
Gewichtsverlust, starker 172
– trotz Heißhunger 146, 280
Gicht 116, 130, 141, 157 f., 207, 217 f., 275
Gier 128
Glaukom 44, 219 f.
Gleichgültigkeit 94
Gliederschmerzen, chronische 126
Gott, Probleme mit 50
Grauer Star 44, 218 f.
Grießkörnchen 95
Grippe 209
–, Vorbeugung 121
Groll 63, 174, 202, 255
Größenwahn 145
Großwuchs 49
Grübeln 124
Grüner Star (Glaukom) 44, 219 f.
Gruppenstress 50

H

Haarausfall 152 f., 220 f., 280
Haar, fettige 115
Haare, struppige/brüchige 125
–, frühzeitiges Ergrauen der 115
Hals, Brennen im 134
–, Jucken im 199
–, Kloßgefühl im 108, 139
Halsentzündung 88
Hämatome 82
Hämorrhoiden 39, 82, 221 f.
Hände, eingeschlafene 159
–, Erkrankungen mit Auswirkung auf 48
–, juckende 112
–, ständig kalte 112
–, Wasseransammlungen 112
–, Zittern der 280
Harmoniesucht 43
Harnsäurespiegel, erhöhter 217
Harnverhalt 223
Harnwegsinfekt 39, 41, 141, 205
Härte, innere 45
Hartnäckigkeit 259
Hassgefühle 45, 142, 192, 216
Haut, alternde 125
–, aufgedunsene 155
–, fettige 115
–, grobporige/unreine 111

–, juckende 261
–, klebrige Abschuppungen der 104
–, Runzeln der 126
–, trockene 112, 261
–, unreine 115
–, Vereiterungen der äußeren Schicht 145
–, warme/feuchte 280
–, weiche Fettablagerungen unter der 95
Hautausschlag 145 f.
–, hartnäckiger/eitriger/schwer heilender 146
Hautjucken, grundloses 104
Hautpilz 121
Hautveränderungen 44, 133, 182
–, braune 103
Hautverletzung 282
Heiserkeit 48
Heißhunger auf
- Eier 156
- extravagante Speisekombinationen 156
- Fastfood-Produkte 117
- Fleisch 87
- Fisch 87, 139
- Geröstetes 113
- Gesalzenes 113
- Gewürze 87
- Pommes frites 87
- Schokolade 109
- Speiseeis 156
- Süßwaren 117
- Weißmehlspeisen 117
Hemmungen 47
Hepatitis 241
Herpes labiales 121
Herzbeschwerden 86, 184, 224
Herzenge 108
Herzerkrankungen 45
Herzinfarkt 45, 184
Herzjagen 184, 233
Herzklappenfehler 45
Herz-Kreislauf-Beschwerden 144, 247
Herzstolpern 108, 184
Heuschnupfen 112, 159 f., 226 f.
Hexenschuss 39, 86, 116, 148, 224 f.
Hitze, aufsteigende 108
Hitzewallungen 42, 233, 280
Hörigkeitsgefühl 45
Hornhautbildung, starke 81 f.
Hörschwäche 48
Hörsturz 48, 227 f.
Hörverlust 252
Hüftgelenkerkrankungen 39
Hunger nach dem Essen ohne Appetit 100
–, seelischer/geistiger 38

Hungerattacken mit Aggressionen 121 f.
Husten 204, 209
–, chronischer 45
HWS-Syndrom 259 f.
Hypercholesterinämie 229
Hyperthyreose *siehe* Schilddrüsenüberfunktion
Hypertonie *siehe* Blutdruck, erhöhter
Hyperurikämie 217
Hypochondrie 94, 110
Hypoglykämie 291
Hypophyse, Tumor der 49
Hypotonie *siehe* Blutdruck, niedriger
Hysterie 110

I

Ich, fehlendes eigenes 149
Ich-Auflösung, fortgeschrittene 50
Ideen, fixe 124
Immunschwäche 51
Impotenz 42, 230 f.
Infektionen 121, 282
Inkontinenz 91
Insektenstich 112
Integrationsfähigkeit 45
Intellekt, Überbetonung des 47
Interesselosigkeit 47
Intoleranz 47
Intuition, Angst vor eigener 49
Intuitive Kräfte, kein Vertrauen in 47
Ischialgie 86, 116, 121, 232
Ischiasbeschwerden 39, 148
Isolation 45
Isolationsangst 47

J

Juckreiz 121, 133 f., 152

K

Kälteempfindlichkeit 112
Karies 82
Karpaltunnelsyndrom 82
Katarakt *siehe* Grauer Star
Kehldeckelentzündung 284
Kehlkopf, Verdickung am 139
Kehlkopfkrebs 284
Keuchhusten 108
Kind, hyperaktives 59
Kinderkrankheiten 96
–, infektiöse 91
Kinderwunsch, unerfüllter 130
Kleinhirn, Erkrankungen des 49
Kleinwuchs 49
Klimakteriumsbeschwerden 108, 233 f.
Kniegelenkerkrankungen 39

Knieprobleme, allgemeine 234 f.
Knochenbruch 39
Knochenmissbildung, Neigung zu 144
Knorpelschäden 112
Koliken 108, 148
Konflikte, innere 276
Konkurrenz 281
Kontaktschwierigkeiten 45, 85
Kontrollverlust 215
Kontrollzwang 43
Konzentrationsschwäche 47, 90, 124, 152
Kopfhaare, frühzeitiges Ergrauen 115
Kopfschmerzen 49, 51, 121, 148, 208, 235 f., 248, 288
–, pochende 139
– durch Stress 86
Kopfschuppen 112
Kopfverletzungen 51
Körper, Gefühl, außerhalb zu sein 49
Körperkontakt, Vermeidung von 42
Kräfteverfall 141
Kraftlosigkeit 38
Krähenfüße 125
Krampfadern 39, 185, 237
Krampfanfälle 147 f.
Krebs 100, 237 ff.
Kreuzbeinschmerzen 139
Kreuzschmerzen 224 f.
Kribbeln in den Gliedmaßen 86
Kritik 63, 192, 201, 230, 255, 264
Kritikfähigkeit, mangelnde 47
Kritiksucht 42
Kummer 201, 254, 270, 286
Kurzatmigkeit 204
Kurzsichtigkeit 240

L

Lachfältchen 125
LADA-Diabetes 290
Lähmungen 51, 100, 134, 255
Langeweile 157, 286
Lärmempfindlichkeit 124, 236
Lebensangst 106
Lebensfreude, Mangel an 50, 110, 119, 185
Lebensgier 286
Lebenskraft, Mangel an 38
Lebenswärme, Mangel an 124
Leberflecken 103
Leberfunktionsstörung 143, 192 f.
Leberzirrhose 241 f.
Leid 278
Leistungseinbruch 127
Leistungsschwäche 91
Lendenwirbelsäule, chronische Schmerzen in 82

Lernfähigkeit, mangelnde 47
Libido, übersteigerte/erloschene 137
Lichtempfindlichkeit 236
Lidränder, gerötete 95
Liebe verwechseln mit Anbetung/Sexualität 45
Lieblosigkeit 45
Lippenbläschen 112
Lordosen 39
Loslassen, schmerzhaftes 265
Luft, starkes Bedürfnis nach frischer 104 f.
Lumbago *siehe* Hexenschuss
Lungenentzündung (Pneumonie) 45, 242 f.
Lungenkrebs 45
Lymphe-Erkrankungen 39
Lymphknotenschwellung 116

M
Macht 63, 255
Machtbesessenheit 43
Machtlosigkeitsgefühl 185
Machtstreben 49
Magenerkrankungen 44, 191, 247
Magengeschwür 191, 243 ff.
Magenkolik 148, 150
Magenkrebs 191
Magenschleimhautentzündung (Gastritis) 245 f.
Magenschleimhautreizung 116
Magenschmerzen, brennende 134
Magenübersäuerung 158, 191
Magersucht 42
Mandelentzündung 48, 88, 130
Masern 269
Masochistische Züge 42
Materieller Besitz, ausgeprägter Fokus auf 39
Mattigkeit, allgemeine 152
Medikamente 230, 241 f., 269, 282
Meinung anderer, Orientierung an 47
Melancholie 98, 119, 135, 145, 156, 246 f.
Menstruationsbeschwerden 42, 52, 108, 248 f.
Menstruationsblutungen, hellrote 91
Migräne 26 f., 51, 108, 140 f., 249 f.
Milch, starkes Verlangen nach 113
Milchallergie 87
Milchschorf 145 f.
Milchzuckerunverträglichkeit 165
Minderwertigkeitsgefühl 106, 114

Mitesser 115 f.
Mittelohrentzündung 48
Morbus Alzheimer 51, 188
Morbus Crohn 44, 251 f.
Morbus Cushing 49
Morbus Meniere 252 f.
Morbus Parkinson 51, 253 f.
Morbus Scheuermann 39
Mückensehen 116
Müdigkeit 104, 114, 146, 208, 271
–, chronische 91
–, morgendliche 104
– während des Tages 98, 110
Multiple Sklerose 51, 62, 254 ff.
Mumps 269
Mund, Störungen im 190
Mundgeruch 100
Mundhöhle, Erkrankungen in der 48
Mundwinkel, weiße Fäden beim Sprechen 95
Muskelkater 91
–, Neigung zu 104
Muskelschmerzen 87, 280
Muskelschwäche 44, 100, 141, 280
Muskelschwund 44, 100
Muskelsteifheit 253
Muskelträgheit 280
Muskelverhärtung 169
Muskelverspannungen 39, 147, 256 f.
Mutlosigkeit 94
Mutter, Konflikte mit der physischen 39
Mykosen 44
– im Bereich der äußeren Geschlechtsorgane 39
Myom 257 f.

N

Nackenprobleme 25
Nackenschmerzen 48
Nackensteife 236
Nägel, brüchige 125
Nägel, splitternde 82
–, zu weiche 82
Nagelpilz 104
Nahrungsaufnahmeverweigerung 94
Namensgedächtnis, schlechtes 140
Nase, laufende 199
Nasennebenhöhlenentzündung 130
Nasennebenhöhlenprobleme 39
Nasenwurzel, bläulich schwarze Schatten an der 91
Naturverbundenheit, fehlende 39
Neid 192, 216, 246, 281

Nerven, Schwächezustände
der 134
Nervenstörungen 51, 188 f.
Nervensystem, gestörtes 186 f.
Nervosität 94, 98, 280
–, auffallende 136
Neuralgie 116, 134, 148,
260 f.
Neurodermitis 121, 160, 261 f.
Neurosen 42, 106
Niedergeschlagenheit 154,
211, 276
Nierenbeckenentzündung
262 f.
Nierenentzündung 263 f.
Nierenkolik 148
Nierenprobleme 42, 207
Nierensteine 264 f.
Nikotinsucht 112, 207, 238
Novemberdepression 138

O

Oberbauch, Druck/Völlegefühl
im 104
Obstipation *siehe* Verstopfung
Ödem 42, 112, 233
Ohnmachtsanfall 43, 148,
160, 208
Ohren, Druck in den 121, 252
–, Erkrankungen der 48
–, juckende 116, 199
–, Pfeifton im 227
–, tiefrote 107
Ohrenklingen 140 f.
Ohrgeräusche *siehe* Tinnitus
Ordnungssinn, übertriebener
133
Organverschiebung 126
Orientierung an Sicherheit
verleihenden Menschen 39
Osteoporose 86, 266 f.
–, hormonell verursachte 49
–, nichthormonell verur-
sachte 39

P

Panikstörungen 267 ff.
Pankreatitis *siehe* Bauchspei-
cheldrüsenentzündung
Parodontitis 130
Parodontose 100
Perfektionismus 63 f., 119
Perianalthrombose 222
Phobie 267
Pickel 115
Pigmentstörungen 103 f.
Pilzerkrankungen 39, 44
Plattfüße 82
Platzangst 98
Platzbäckchen 111
Pneumonie 45, 242 f.
Potenzstörungen 42
Prämenstruelles Syndrom
271 f.
Prostatahypertrophie 42
Prostatakrebs 42, 272

Prostataprobleme 51, 272 f.
Psoriasis *siehe* Schuppenflechte
Psychische Störungen 28 f., 41, 278
Psychosen 42
Psychotische Schübe 271
Pubertätsverhalten 85
Puls, schneller 280
Pulsschlag, schneller 86
Pupillen, große pulsierende 136
Pykniker 154

R

Räuspern 48, 139
Realismusmangel 39
Realitätsverlust 49
Rednerbegabung, mangelnde 47
Reizbarkeit 74, 94, 271, 280
Reizdarm 104, 273 f.
Reizerscheinungen, sensible 255
Rheuma 116, 121, 157 f.
Rheumatismus 144, 274 ff.
–, akuter/chronischer 130
Rohköstler 118
Rollenprobleme als Mann/Frau 177
Rückenschmerzen 248, 276 f.
– im Brustwirbelsäulenbereich 45
Rücksichtslosigkeit 43
Ruhelosigkeit 159

S

Salzkonsum, hoher 207
Sarkasmus 142
Schafskot 273
Schamgefühl 247
Schilddrüse, angeschwollene 93
Schilddrüsenüberfunktion 48, 108, 139, 280 f.
Schilddrüsenunterfunktion 48, 108, 139
Schizoides Bewusstsein 39
Schizophrenie 49
Schlaflosigkeit 98, 280
– durch Übermüdung 91
Schläfrigkeit 137
Schlafstörungen 43, 85 f., 108, 233, 277 ff.
–, nervöse 136
Schlaganfall 51
Schleimhaut 112
Schleimhauterkrankungen 44
Schleimhautreizungen 151
Schlingbeschwerden 48
Schlottergelenk 82
Schluckbeschwerden 48
Schmerzen 26, 198
–, krampfartige 61
–, plötzliche, einschießende 108

–, pochende 91
–, starke 170, 172
–, wandernde 108
Schmerzzustände 144
Schnittverletzung, kleine 150
Schnupfen 112, 175
Schönheitssinn, fehlender 42
Schreckhaftigkeit 124
Schrunden 82
Schuldgefühle 38, 41, 47, 63, 151, 231, 247 f., 254 f.
– der Mutter gegenüber 259
Schulterschmerzen 48
Schuppenflechte (Psoriasis) 104, 121, 182, 281 ff.
Schüttelfrost 121
Schüttellähmung *siehe* Morbus Parkinson
Schutzbedürfnis, starkes 153
Schwäche 100, 114
– bei Hunger 96
–, starke 137
Schwächeanfall 160
Schwächezustand, allgemeiner 91
Schwangerschaft 91
Schwangerschaftsdiabetes 290
Schwangerschaftserbrechen 148, 158
Schwarze Magie, Hang zu 50
Schweiß, stark/sauer riechender 114 f.
Schweißausbrüche 233
–, nervöse 86
Schwellungen 96
Schwerfälligkeit 237
Schwerhörigkeit 96, 227
Schwermut 185
Schwielen 82
Schwindel 140 f., 151, 208, 233, 252 f.
– in großer Höhe 156
Schwitzen, rasches 280
–, starkes nächtliches 151
–, übermäßiges 112
Sehen, verschwommenes 140 f.
Sehkraft, stark wechselnde 116
–, Veränderungen der 44
Sehnenscheidenentzündung 96
Sehnenverkürzung 82
Sehschwächen 44
Sehstörungen 49, 236, 255
–, nervöse 136
Selbstachtung, mangelnde 43
Selbstentzündung 88
Selbstmitleid 43
Selbstsucht 39
Selbstüberschätzung 49
Selbstverherrlichung 49
Selbstvertrauen, fehlendes 103, 157
Selbstwert, geringer 43

Senkfüße 82
Sentimentalität 43
Sexualstörungen 42, 51
Sexuelle Unlust 41, 51
Sichversprechen 124, 127
Sinnesorgane, Erkrankungen der 49
Sinnlosigkeit, Gefühl von 49
Skleren, weiche Fettablagerungen in den 95
Skoliose 39, 87, 283 f.
Sodbrennen 116, 158
Sommersprossen 103
Sonnenbrand 112
Sonnenunverträglichkeit 91
Sorgen 98, 278
Speiseröhre, Störungen in der 190
Spirituelle Aspekte, Verwerfung der 49
Spott 142
Sprachstörungen 48
Sprechprobleme 48
Spreizfüße 82
Standhaftigkeit, fehlende 89
Starre 79 f.
Starrköpfigkeit 235
Steinbildung 116
Steißbeinschmerzen 139
Sterilität 42, 143
Stille, Angst vor 47
Stimmbandpolypen 284
Stimmprobleme 48
Stimmstörung/-verlust 284 f.
Stimmung, ängstliche 103
Stimmungsschwankungen 98, 106, 140, 271
Stirn, Schmerzen auf der 49
Stockschnupfen 112
Stoffwechselerkrankungen 47, 230
Stottern 48
Stress 50, 207, 230, 250, 278, 282
–, beruflicher 39, 261
– mit der Mutter 231
– in der Partnerschaft 231
– mit physischem Vater 50
–, unbewältigter 276
Stresskopfschmerz 86
Stuhlgang, breiiger 121
–, häufiger weicher/flüssiger 280
–, unverdaute Speisereste im 92
Sturheit 79, 259
Sucht 39, 42, 44, 110, 128 f.
Suizidales Verhalten 39
Suizidgedanken 133
Syndrom, metabolisches 207, 217

T
Taubheit 227
Taubheitsgefühl in den Gliedmaßen 86
Tinnitus 48, 227, 252, 265 f.
Trägheit 38, 94, 237
Tränenausbrüche 280
Trauer 192 f., 261
Traum vom Verlust einer geliebten Person 106
Traurigkeit 74, 103, 110, 174
Trennung von einer Person 263, 286
Trennungsschmerz 265
Triebhaftigkeit 42
Tuberkulose 159 f.
Tumore 39, 49

U
Übelkeit 236, 249
Überbein 82, 126
Überforderung 286
Übergewicht 39, 44, 207, 217, 229, 285 ff., 290
Überreaktionen, emotionale 42, 51
Übersäuerung, allgemeine 116, 157 f.
Unbeweglichkeit im Denken 259
Unfruchtbarkeit 42, 143, 230
Unruhe 133, 270
–, innere 45, 280
Unsicherheit 38, 225
Unterbauch, Hervortreten des 257
Unterleibskrämpfe 271
Unterleibsschmerzen 248
Unversöhnlichkeit 174
Unwahrheiten, leben in 47
Unzufriedenheit 94
–, allgemeine 43
Urin riecht knoblauchartig 148

V
Vater, Probleme mit 50
Venenprobleme 185 f.
Verantwortungslosigkeit 49
Verbitterung 45, 174
Verbrennung 91, 112
Verdauungsbeschwerden 44, 134, 189 f.
– mit starkem Durst 137
Verdrießlichkeit 106
Vergebung, Weigerung zur 174
Vergessen, Weigerung zum 174
Vergesslichkeit 79, 154, 254
Vergiftung 146
– mit metallischen Giften 112
Verhalten, distanziertes 45
–, oberflächliches 49
–, passives 103

Verhärtung, geistige 202
–, körperliche 79 f.
Verkrampfungen 85 f.
Verlangen nach
- Alkohol 117
- süßen Getränken 117
Verlust einer Person 212, 286
Verlustangst 41 f., 79
Vermännlichung der Frau 42
Versagen 264
Verschlossenheit 79 f., 201
Verspannungen, innere 147
Verstauchung 91
Verstimmung, depressive 38, 42, 138, 271
Verstopfung 39, 108, 121, 198, 273, 287 f.
Verstümmelungswunsch 260
Vertrauen, Mangel an 38, 132
Verwirrung, geistige 49
Verzagtheit 74, 85, 110, 124
Vitiligo 96, 182
Völlegefühl 273
- im Kopf 140 f.
Vorschriften, Fixierung auf 147

W

Wachstumsstörungen 49
Wadenkrämpfe 108
–, nächtliche 148
Wahnvorstellungen 49, 135
Wahrnehmung, übersteigerte/grenzenlose 49
Wangen, gespannte/pralle 111
Wärmeempfindlichkeit 280
Warmherzigkeit, fehlende 85
Warzen 182
Wasseransammlungen in Beinen/Händen 112
Wasserlassen, Probleme beim 181, 272
Wasserscheu 42
Wassersucht (Aszites) 42
Wechseljahresbeschwerden 49
Weißfleckkrankheit 96, 182
Weitsichtigkeit 288 f.
Wetterempfindlichkeit 86
Widerspruch, Neigung zu 90
Widerstandskraft, geringe 90
Witwenbuckel 259
Wortfindungsstörungen 124, 127
Wunde 91
Wünsche, Unerfülltbleiben der 43
Würfelfältchen 81
Wut 43, 63, 114, 192, 195, 201, 216, 241, 248, 254 f., 264, 270, 274

Z

Zähne, lose 82
Zahnfleischbluten 101
Zahnspitzen, durchscheinende 82

Zerschlagenheit, morgendliche 104
Zerstörungswut 42
Zerstreutheit 124
Zittern 253
Zöliakie 44
Zorn 90, 216, 241
Zuckerkrankheit *siehe* Diabetes mellitus
Zuckerwerte, erhöhte 121
Zuhausegefühl, mangelndes 38
Zuhörer, schlechter 47
Zugluftempfindlichkeit 112
Zunge, Brennen/Taubheit 134
–, schmutzig wirkende/dick braun belegte 148
Zungenbläschen 112
Zurückgezogenheit 50
Zwanghaftigkeit 42
Zweifel, ständige 137
Zwölffingerdarmgeschwür 243 ff.
Zyklusstörungen 280